Dierkesmann
Bissinger
Endlich durchatmen

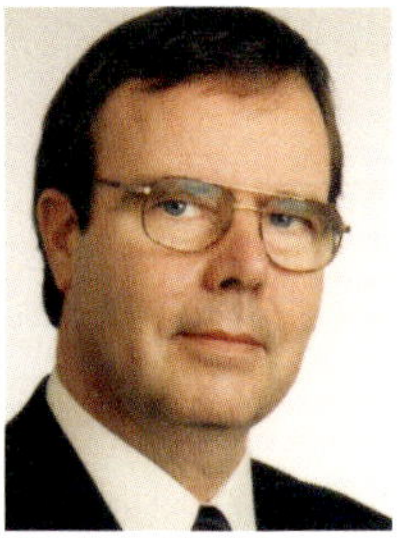

Prof. Dr. Rainer Dierkesmann ist Arzt für Innere Medizin, spezialisiert auf Lungen- und Bronchialheilkunde; Schwerpunkte: Allergologie, Umweltmedizin, Physikalische Medizin. Seit über 20 Jahren ärztlicher Direktor der Klinik Schillerhöhe, einem Zentrum für Pneumologie und Thoraxchirurgie. Träger der Albert-Schweizer Medaille wegen besonderer Verdienste für die Fortbildung. Mitglied in zahlreichen nationalen und internationalen wissenschaftlichen Gesellschaften, war Präsident in 3 wissenschaftlichen Gesellschaften. Bisher nahezu 200 Veröffentlichungen und etwa 800 medizinische Vorträge.

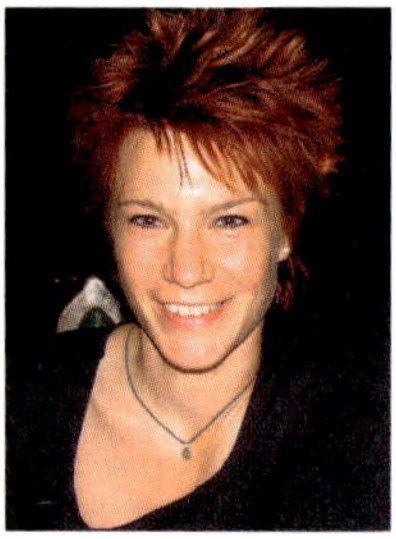

Sonja Bissinger studierte Diplomsportpädagogik in Tübingen und qualifizierte sich zur Sporttherapeutin in Köln. Sie leitet die Abteilung Physio- und Sporttherapie an der Klinik Schillerhöhe bei Stuttgart. Unter ihrer Federführung wurde die Sporttherapie als wichtige Therapiesäule in der Behandlung von chronischen Lungenerkrankungen an der Klinik Schillerhöhe aufgebaut. Sie hat die ambulanten Lungensportgruppen an der Klinik Schillerhöhe aufgebaut und betreut diese auch.

Prof. Dr. med. Rainer Dierkesmann
Sonja Bissinger

Endlich durchatmen

- Wirksame Atem- und Sporttherapie bei Asthma, chronischer Bronchitis und Lungenemphysem

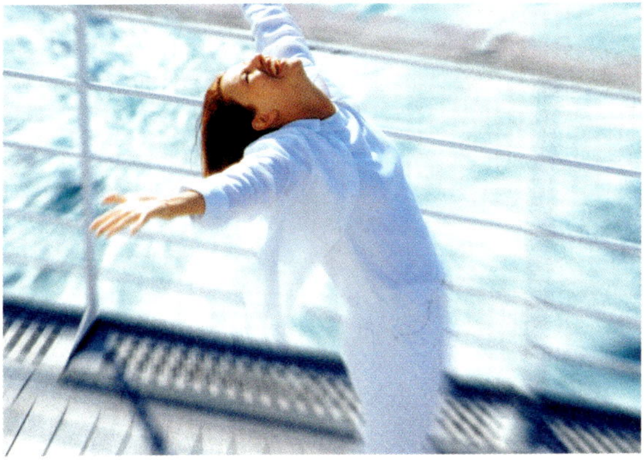

TRIAS

Wirksame Atem- & Sporttherapie

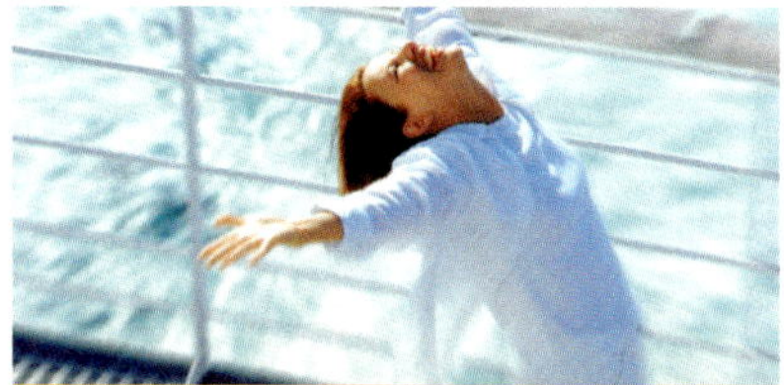

1 Atmung verstehen

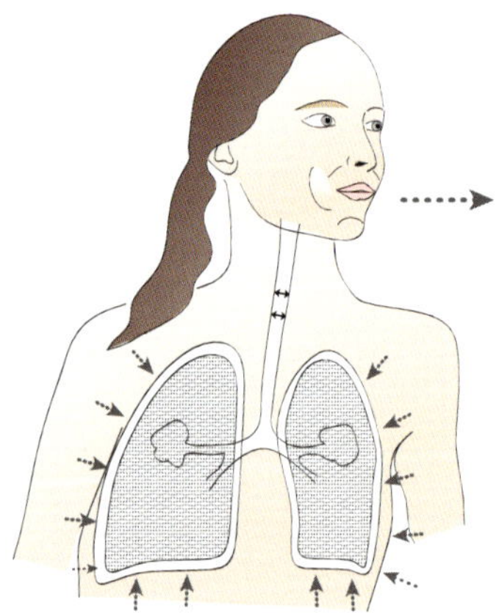

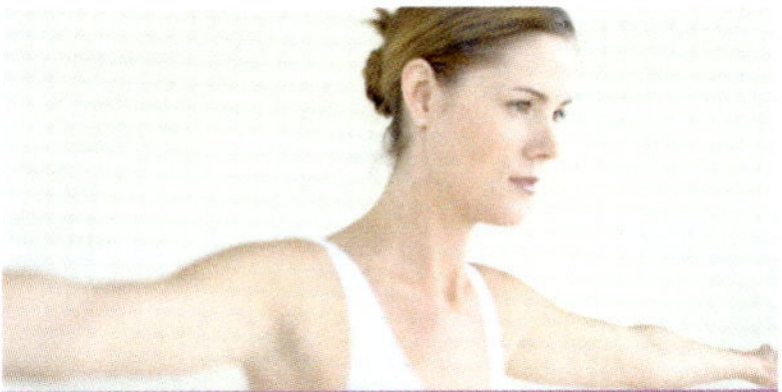

2 Verhalten & Technik

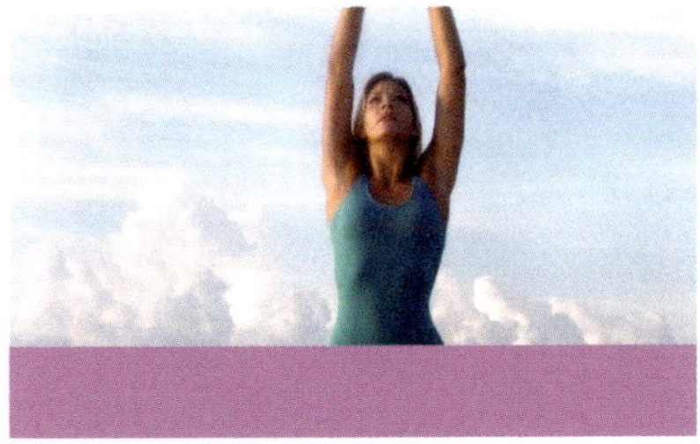

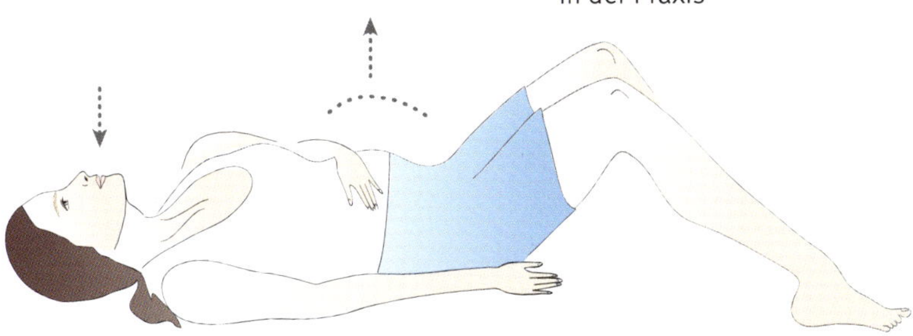

Wirksame Atem- & Sporttherapie

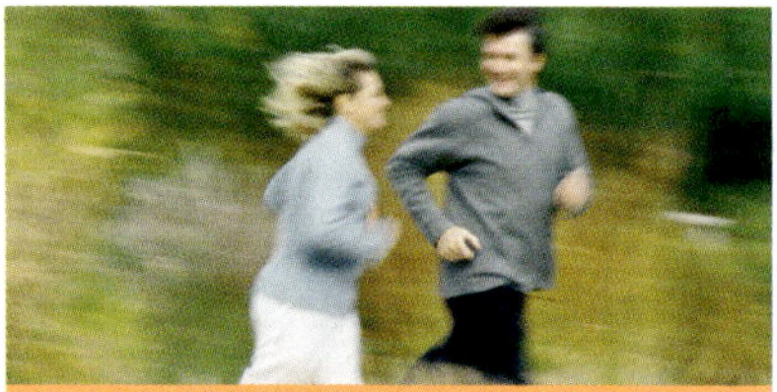

3 Körperliches Trainig

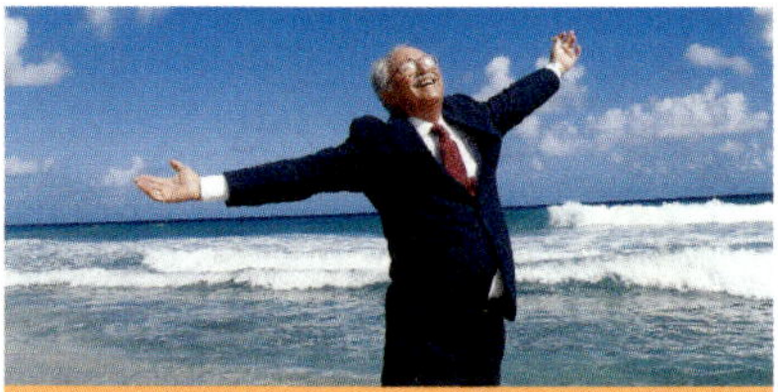

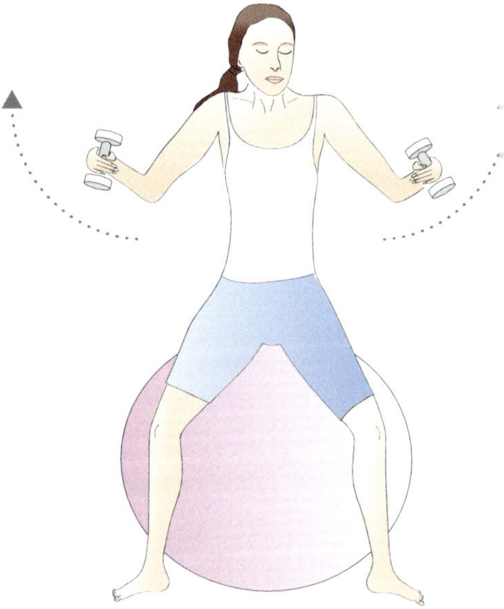

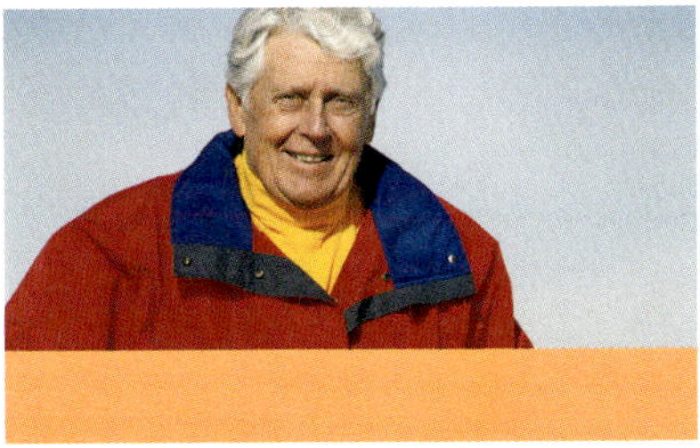

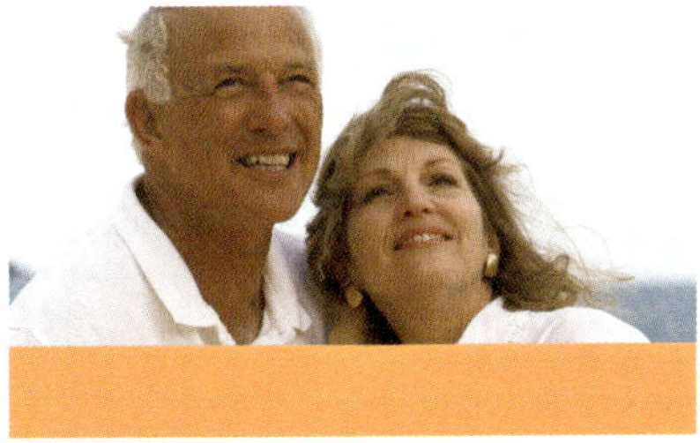

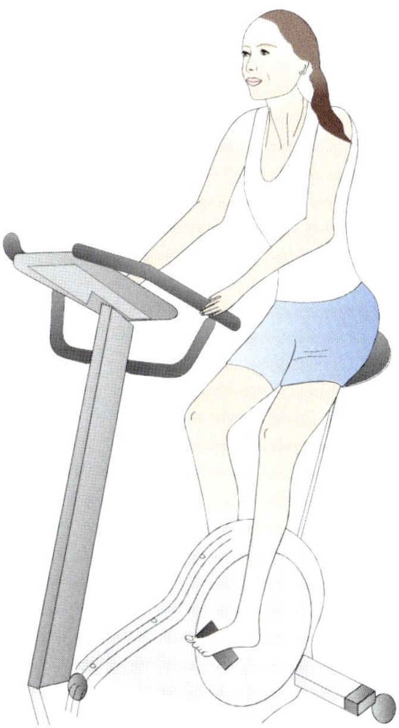

Vorwort

Asthma, die chronische Bronchitis und das Lungenemphysem sind die häufigsten chronischen Krankheiten der Atmungsorgane. Ein großer Teil der Bevölkerung hat aufgrund dieser Krankheiten unter Atemnot zu leiden. Besonders bei Rauchern entwickelt sich aus der chronischen Bronchitis häufig neben der chronischen Entzündung auch eine Einengung der Atemwege. Diese Einengung wird als „Obstruktion" bezeichnet; Wird sie chronisch, spricht man also von einer „chronisch obstruktiven Bronchitis". Da auch das Lungenemphysem meistens durch Zigarettenrauchen verursacht wird, haben die meisten Patienten neben einer chronisch obstruktiven Bronchitis auch ein Lungenemphysem. Beide Krankheiten werden dann häufig unter dem Begriff „COPD" zusammengefasst.

In den letzten 20 Jahren sind sehr große Fortschritte bei der Entwicklung neuer und wirksamer Medikamente erzielt worden, sodass insbesondere das Asthma inzwischen recht gut behandelt werden kann. Dennoch treten bei den genannten Krankheiten immer wieder Atembeschwerden auf. Jedoch haben viele Studien ergeben, dass die medikamentöse Therapie nicht ausreicht und körperliches Training in der Behandlung unersetzlich ist.

Das vorliegende Buch soll ein Ratgeber sein für Menschen, die sich zusätzlich bei solchen Beschwerden selbst helfen wollen. Auch ist es für Angehörige zu empfehlen, um verstehen zu können, welche Auswirkungen die Krankheiten auf den Alltag haben, und wie sie helfen können.

Prof. Dr. Dierkesmann
Internist und Pneumologe

Sonja Bissinger
Dipl.-Sportpädagogin,
Sporttherapeutin

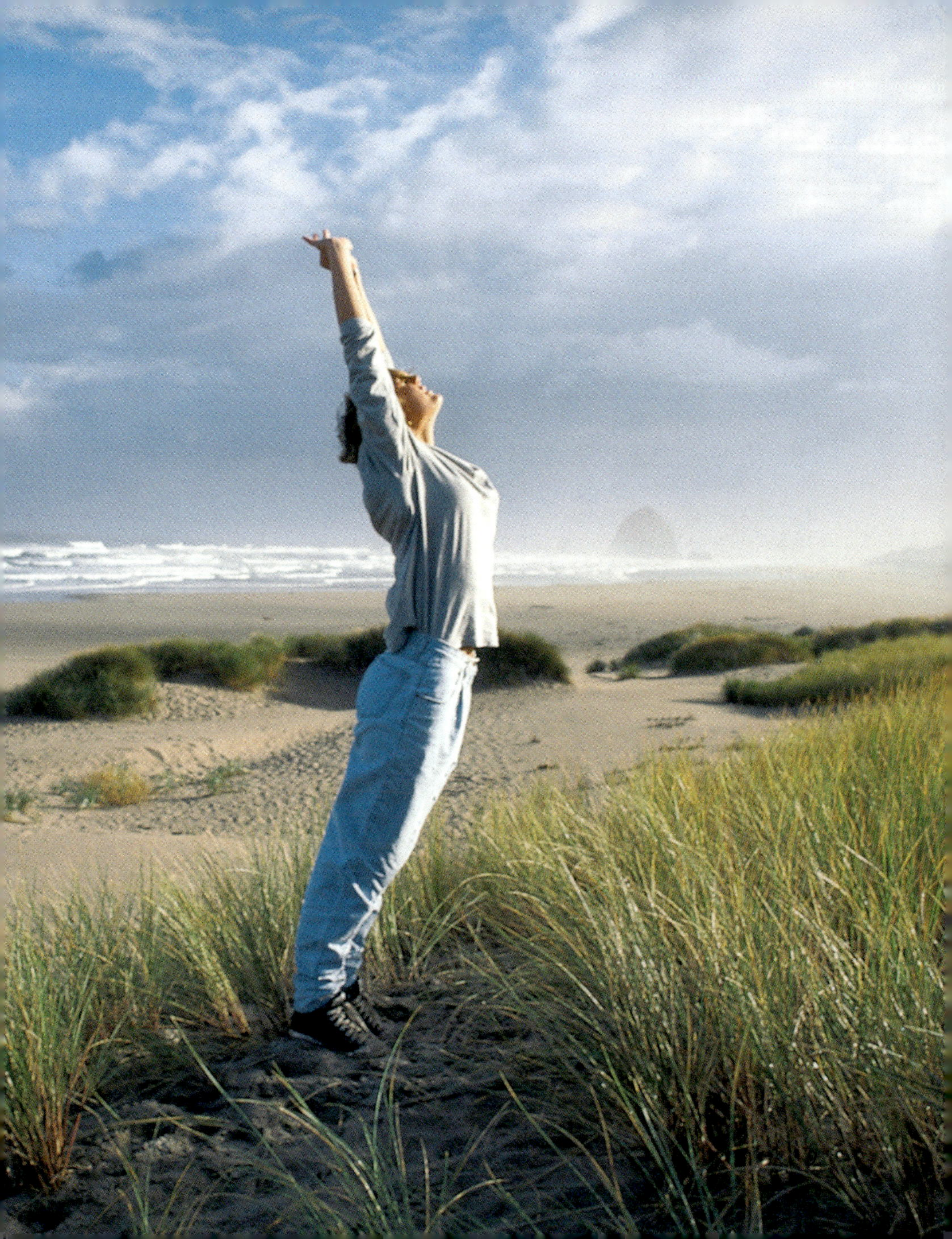

Vorwort

Atemnot ist das Hauptsymptom obstruktiver Atemwegserkrankungen. Insbesondere bei der COPD führt die zunehmende Atemnot im Laufe der Zeit zu einer Einschränkung der Lebensqualität und der körperlichen Belastbarkeit. Die über die Jahre bestehende körperliche Inaktivität, einhergehend mit körperlichen Veränderungen haben einen wesentlichen Anteil an dem stark reduzierten körperlichen Leistungsniveau. Die Folge ist ein „Teufelskreis" aus Belastungsatemnot, sukzessiver Leistungseinschränkung, körperlichem Abbau und noch früher einsetzender Atemnot bereits bei geringster Anstrengung. Blickt man auf die internationale Literatur so zeigt sich, dass durch regelmäßiges körperliches Training bei allen Schweregraden herausragende Ergebnisse in den Bereichen Leistungsfähigkeit und Lebensqualität erreicht werden. Körperliches Training wird hierbei als die zentrale Maßnahme in der Therapie eingestuft. In Deutschland erfolgte die Umsetzung des körperlichen Trainings bisher fast ausschließlich durch die stationäre Rehabilitation, obgleich Effekte auch ambulant und als Heimtraining erreicht werden könnten.

Die Arbeitsgemeinschaft Lungensport in Deutschland e.V. hat es sich zur Aufgabe gemacht, ein flächendeckendes Netz ambulanter Lungensportgruppen aufzubauen. Wesentliche Voraussetzungen hierfür sind die Erarbeitung geeigneter „Trainingsanleitungen", die Ausbildung so genannter Fachübungsleiter, die solche Gruppen qualifiziert führen und die Information der Betroffenen über Sinn und Nutzen des Lungensports. Obgleich es also wichtig erscheint unter fachlicher Anleitung, wenn möglich lebenslang zu trainieren, ist es auch wichtig, die Betroffenen auf das Prinzip der Eigenaktivität vorzubereiten und zum „Manager der eigenen Erkrankung" zu machen. Das vorliegende Buch hilft diese Lücke zu schließen. Auf verständliche Weise werden nachvollziehbar wesentliche Techniken, Aktivitäten und Bestandteile körperlichen Trainings erarbeitet, die selbständig umgesetzt werden können.

Dr. phil Oliver Göhl
Sportwissenschaftler, Sporttherapeut
Vorstandsmitglied der AG Lungensport in Deutschland

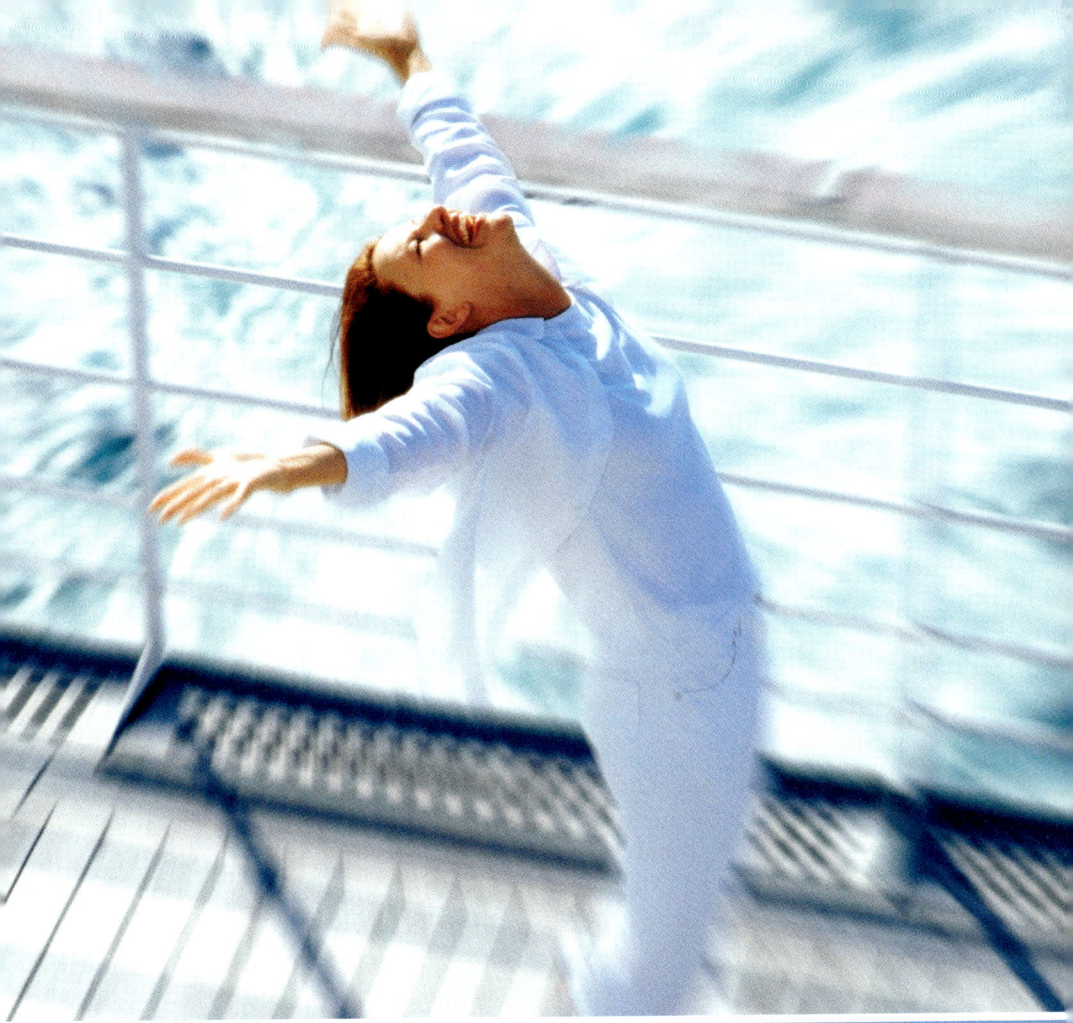

Atmung verstehen

Teil 1

Atmung verstehen

Einführung und Ziele

In drei einfachen Schritten erfahren Sie in diesem Buch, wie Sie gegen Ihre Beschwerden selbst vorgehen können.

Ziel des vorliegenden Buches ist es, betroffenen Menschen Selbsthilfemöglichkeiten bei der Behandlung ihrer Krankheit anzubieten. Um zu verstehen, wie man sich bei Atemproblemen helfen kann, braucht man Informationen über die Funktion unseres Körpers, die Funktion der Muskeln und der Atmung. Deswegen soll in einem kurzen einführenden Kapitel darauf eingegangen werden, wie die Atmung normalerweise vor sich geht und warum das Atmen bei den genannten Krankheiten Probleme machen kann. Besonders werden Sie etwas über die Arbeitsweise der Lunge erfahren. Dazu wird die Funktion der Lunge kurz erklärt, damit die Selbsthilfemaßnahmen auch verständlich werden.

Wenn die Atmung durch eine Krankheit behindert wird, muss man versuchen, die körperliche Leistungsfähigkeit einschließlich der Atemarbeit so zu optimieren, dass möglichst alle noch zur Verfügung stehenden Reserven mobilisiert werden. Sehr ähnlich geht man auch beim Leistungssport vor: Auch hier kommt es darauf an, dass die Leistungsreserven voll ausgeschöpft werden. Insofern hat also Training im Leistungssport viel Ähnlichkeit mit Training bei Krankheiten. Man kann Muskulatur trainieren oder bestimmte Muskelgruppen auch lernen zu schonen, man kann Beweglichkeit verbessern und dadurch Muskelkraft einsparen, durch Entspannung kann man Energie sparen.

Was ist Asthma?

Asthma ist eine spezielle chronische Entzündung der Bronchien. Die Bronchien werden durch diese Entzündung empfindlich und ziehen sich zusammen, wenn sie mit eingeatmeten Reizstoffen oder mit kalter Luft belastet werden, aber auch als Folge einer allergischen Reaktion. Durch diese Einengung entsteht dann Atemnot, die bei Asthma typischerweise anfallsartig auftreten kann; meistens haben die Betroffenen dann auch Husten und Auswurf, es bildet sich zähes, klebriges Sekret, das nur mit Mühe abzuhusten ist. Viele Asthmatiker haben auch nachts regelmäßig Beschwerden und wachen dann mit Atemnot auf. Jeder Atemzug wird als Anstrengung empfunden, und es kann zu einer gefährlichen Erschöpfung kommen.

Im Vordergrund der Behandlung stehen drei Dinge: 1. Die Atemnot auslösenden Ursachen zu erkennen und zu vermeiden. 2. Die gute medikamentöse Therapie. 3. Die Abwärtsspirale aus Atemnot, Vermeidungsverhalten und körperlichem Abbau zu durchbrechen.

Zahlreiche Studien der letzten Jahre zeigen, wie wichtig es ist, mit einem gezielten Trainingsprogramm selbst körperlich aktiv zu werden. Sie als Betroffener sollen

Merke

Typisch für Asthma ist, dass zwischenzeitlich, häufig auch über längere Zeit, keine Beschwerden vorhanden sind, wenn etwa keine Reizgase eingeatmet werden. Typisch für Asthma sind also wechselnde Beschwerden.

Das eigentliche Problem bei Asthma ist die Ausatmung. Bei einem akuten Anfall können die bereits verengten Atemwege kollabieren und die Luft kann nicht mehr eingeatmet werden. Deshalb ist die Atemtechnik der Lippenbremse so wichtig.

Atmung verstehen

von diesem Programm mehrfach profitieren: Es wird Ihnen mit Hilfe der Atemtechniken möglich sein, auszuatmen, Sie kommen bei Atemnot nicht mehr so rasch an Ihre Grenzen und Sie können „unter Menschen".

Was ist eine Bronchitis?

Das hier vorgestellte Programm soll Ihnen helfen, die Atemnot zu verringern und somit wieder „unter Menschen" zu kommen.

Eine Bronchitis ist eine Entzündung der unteren Atemwege, also der Bronchien. Durch die Entzündung wird vermehrt Sekret gebildet; dieses Sekret muss aus den Bronchien entfernt werden, da man sonst Gefahr läuft, zu ersticken. Die normale Reinigungsfähigkeit unserer Bronchien ist aber bei größeren Sekretmengen überfordert, sodass man versuchen muss, dieses Sekret durch Husten aus den Bronchien herauszuschleudern. Damit sind die zwei wichtigsten Symptome einer Bronchitis dargestellt: der Husten und der Auswurf.

Was ist eine chronische Bronchitis?

Als chronisch wird eine Bronchitis dann bezeichnet, wenn die Symptome Husten und Auswurf über mindestens 2 Jahre bestehen und dabei mindestens fast jeden Tag auftreten.

Was ist eine chronisch obstruktive Bronchitis?

Wenn zusätzlich zu den Symptomen einer Bronchitis die Bronchien (meistens durch entzündliche Schwellung) auch noch eingeengt sind, dann sprechen wir von einer obstruktiven Bronchitis (Obstruktion ist auf Deutsch „Einengung"). Eine chronische Obstruktion liegt vor, wenn eine solche Einengung der Bronchien dauerhaft vorhanden ist und sich nicht, z.B. durch Medikamente, beseitigen lässt; diese Krankheit wird dann als chronisch obstruktive Bronchitis bezeichnet. Die häufigste Ursache ist das Zigarettenrauchen.

Bei den Beschwerden stehen Husten und Auswurf ganz im Vordergrund; besonders morgens muss die Lunge von dem vermehrten Sekret durch Husten befreit werden. Es kommt dann auch zunehmend Atemnot, besonders bei Belastungen, hinzu. Besonders schlecht geht es bei den immer wieder auftretenden Infekten. Meistens liegt ein Sauerstoffmangel vor, der jedoch zumindest in Ruhe kaum Atemnot verursacht. Man kann also durchaus einen beträchtlichen Sauerstoffmangel haben, ohne dies zu bemerken.

Eine Bronchitis ist gekennzeichnet durch die Abnahme der körperlichen Belastbarkeit. Bei Belastung tritt Atemnot auf, die sich vor allem als Ausatemnot bemerkbar macht.

Was ist ein Lungenemphysem?

Bei einem Lungenemphysem sind die Lungenbläschen erkrankt – sie gehen zunehmend zugrunde: Insbesondere durch das Zigarettenrauchen wird das chemische Gleichgewicht in der Lunge so verändert, dass die zerstörenden Enzyme überwiegen; dadurch lösen sich die Lungenbläschen auf. So bleiben an Stelle von zahlreichen kleinen Lungenbläschen nur noch größe-

Atemnot tritt beim Lungenemphysem häufig schon bei kleinsten Belastungen ein. In Ruhe dagegen sind die Beschwerden nicht spürbar.

re Hohlräume übrig – dadurch verringert sich die Gasaustauschfläche, die zur Sauerstoffaufnahme dient, erheblich. Weiterhin verliert die Lunge durch solche großen dünnwandigen Hohlräume an Elastizität; Elastizität der Lungenbläschen wird aber dringend benötigt, um die kleinen Bronchien offen zu halten. An den Lungenbläschen findet die eigentliche Sauerstoffaufnahme in das Blut statt, sodass infolge der Zerstörung der Lungenbläschen die Lunge nicht mehr genügend Sauerstoff für Belastungen zur Verfügung stellen kann. Der Elastizitätsverlust hat zur Folge, dass die Atemwege bei der Ausatmung nicht mehr ausreichend offen gehalten werden können – es kommt also zu einer Behinderung der Ausatmung.

Typische Symptome

Die typischen Symptome des Lungenemphysems sind daher Atemnot bei Belastungen, wohingegen in Ruhe (z. B. im Gegensatz zu Asthmaanfällen!) meistens keine Atemnot besteht. Solange ein Mensch mit einem schweren Lungenemphysem beispielsweise ruhig am Tisch sitzt, macht er nicht den Eindruck eines kranken Menschen, aber bereits der Weg auf die Toilette kann ihm erhebliche Probleme machen, weil er nicht genügend Sauerstoff aufnehmen kann. Da keine Entzündung der Atemwege vorliegt, klagen die Betroffenen nicht über Husten.

Was ist eine „COPD“

COPD ist eine Abkürzung für „chronic obstructive pulmonary disease“ auf deutsch: chronisch obstruktive Lungenkrankheit. Der Begriff „COPD“ wird für eine bestimmte Funktionsstörung benutzt, und zwar eine Behinderung der Ausatmung, unabhängig von der Ursache. Dadurch bildet sich ein Sammelbegriff, der sowohl das Lungenemphysem als auch die chronisch obstruktive Bronchitis beinhaltet. Dieser Begriff beinhaltet also 2 verschiedene Krankheiten, die jedoch häufig gemeinsam vorkommen, da beide meistens durch Zigarettenrauchen verursacht werden.

Die Kombination beider Krankheiten ist deswegen unangenehm, weil einerseits die Bronchien verengt sind und andererseits die Gasaustauschfläche verringert ist.

Merke

Atemnot ist also häufig ein Alarmsymptom, das eine Unterversorgung mit O2 verhindern soll. Da aber die Steuerung der Atmung vorwiegend über das CO2 erfolgt, kann es unter krankhaften Bedingungen durchaus vorkommen, dass wir zu wenig O2 bekommen, ohne diesen Mangel z.B. durch Atemnot zu merken. Atemnot bekommen wir meistens bei erhöhtem CO2, während der O2-Mangel meistens keine Atemnot macht.

Woher weiß unser Körper, wie viel Luft er gerade braucht?

Die Lunge dient in erster Linie dazu, den Körper mit dem für das Leben notwenigen Sauerstoff (O_2) zu versorgen. Wenn wir uns belasten – beispielsweise Treppen steigen – benötigen wir für die vermehrte Muskelarbeit mehr Sauerstoff als in Ruhe; unser Körper muss also über einen Mechanismus verfügen, der sicherstellt, dass wir immer gerade so viel atmen, wie notwendig. Ganz schlecht wäre es, wenn wir z.B. zu wenig atmen

Atmung verstehen

MERKE

Atmung und Sauerstoffbedarf

Unser Körper regelt die Atmung vorwiegend über das Kohlendioxid (CO_2) im Blut; Kohlendioxid entsteht, wenn in unserem Körper O_2 verbraucht wird; das CO_2 ist also das Abfallprodukt bei unseren körperlichen Aktivitäten: je mehr O_2 verbraucht wird, desto mehr entsteht CO_2. Wenn jetzt CO_2 im Blut ansteigt, erfolgt eine Aufforderung an die Lunge, mehr zu atmen, und mit dieser vermehrten Atmung wird dann bei der Ausatmung das CO_2 aus dem Körper herausgeschafft; gleichzeitig bekommt er aber über die darauf folgende Einatmung auch wieder O_2 zur Verfügung gestellt.

würden und unser Körper nicht genügend Sauerstoff bekäme.

Sauerstoffmangel kann für alle unsere Organe, besonders aber für das Gehirn und das Herz sehr gefährlich werden.

Diese Vorgänge merken wir üblicherweise nicht. Wenn wir uns aber sehr stark belasten, bekommen wir ein weiteres Steuerungselement zu spüren: Wir bekommen Atemnot! Dies zeigt uns an, dass unsere Atmung mit der Anforderung durch die körperliche Belastung nicht zurecht kommt. Atemnot soll verhindern, dass wir uns über das erträgliche Maß hinaus belasten und dann evtl. einen O_2-Mangel bekommen, und deswegen ist sie auch ein wichtiges und manchmal sehr unangenehmes Symptom bei vielen Krankheiten der Lunge.

Die Aufgabe der Lunge

Unsere Lunge hat für den Gasaustausch mit unserer Umwelt zu sorgen. Dabei wird sauerstoffreiche Luft mit der Einatmung über die Atemwege (Luftröhre, Bronchien) zu den Lungenbläschen transportiert; erst in diesen

Lungenbläschen findet dann der eigentliche Gasaustausch statt, indem der Sauerstoff in das Blut aufgenommen wird; umgekehrt wird das CO_2 aus dem Blut in die Lungenbläschen abgegeben und dann bei der Ausatmung nach draußen befördert.

Diese Gasaustauschfläche ist normalerweise so groß angelegt, dass man auch bei maximaler Belastung nicht an die Leistungsgrenze der Lunge kommt. Normalerweise hat der Mensch etwa 300 Millionen Lungenbläschen, die mit etwa 80 m^2 eine Oberfläche von der Größe eines Tennisplatzes haben. Die körperliche Belastbarkeit wird normalerweise also nicht durch die Lunge, sondern durch den Trainingszustand der Muskulatur und durch den Kreislauf begrenzt.

Unsere Lunge verfügt über eine sehr große Gasaustauschfläche. Der Atemvorgang wird über die Brustkorbmuskulatur und über das Zwerchfell gesteuert.

Wie arbeitet unsere Lunge?

Eigentlich arbeitet die Lunge selber gar nicht; die Lunge lässt arbeiten. Nun kann Arbeit im Körper von Muskeln erbracht werden. Die Lunge hat aber keine eigene Muskulatur, mit der sie die Luft einziehen könnte; sie ist eingebettet in der Brust, die durch den Brustkorb mit seinen Rippen Stabilität bekommt. Da die Lunge der Innenseite der Brustwand direkt anliegt, folgt sie allen Bewegungen des Brustkorbs. Wenn sich der Brustraum erweitert, erweitert sich auch die Lunge und zieht dadurch Luft in die Lunge hinein. Die Lunge folgt also passiv den Bewegungen des Brustkorbs. Daher lässt sich lediglich die Atemmuskulatur trainieren oder etwa die

Atmung verstehen

Beweglichkeit des Brustkorbs optimieren; die Lunge folgt nur passiv den Atembewegungen.

Die Muskeln

Zwei Muskelsysteme sind für unsere Atmung nötig, sie werden in der Regel bei der Einatmung gleichzeitig wirksam, wobei allerdings die Zwerchfellatmung am wichtigsten ist. Zusätzlich kann die Atemhilfsmuskulatur eingesetzt werden; dies geschieht allerdings meistens nur in Notsituationen.

Das Zwerchfell

Der wichtigste Muskel für die Atmung ist das Zwerchfell. Das Zwerchfell trennt anatomisch den Brustraum vom Bauchraum.

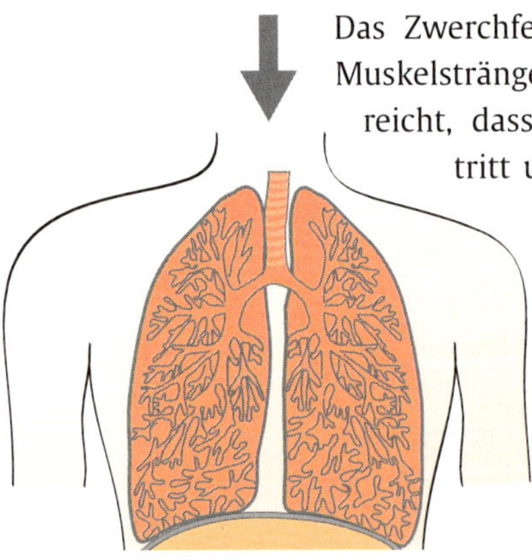

Das Zwerchfell arbeitet so, dass sich die seitlichen Muskelstränge zusammenziehen. Dadurch wird erreicht, dass das Zwerchfell wie ein Kolben tiefer tritt und dadurch Luft in den Brustraum einzieht. Umgekehrt wird durch das Tiefertreten des Zwerchfells der Bauchinhalt nach unten gedrückt.Der Bauch kann jedoch nach unten nicht ausweichen, sondern drückt sich nach vorne und zur Seite sowie auch etwas nach hinten heraus; diese Vorwölbung ist ein sichtbares und fühlbares Zeichen für eine Zwerchfellatmung. Diese Form der Atmung wird deswegen auch als Bauchatmung bezeichnet.

Voraussetzung für eine gute Zwerchfellfunktion ist, dass das Zwerchfell bei der Ausatmung immer wieder in die Ausgangsposition nach oben gebracht wird. Es gibt nun einige Krankheiten, bei denen sich die Lunge bei der Ausatmung nicht ausreichend entleeren kann und dadurch das Zwerchfell auch am Ende einer Ausatmung relativ weit unten im Bauchraum stehen bleibt. In solchen Fällen ist aber die Strecke, die sich die seitlichen Muskelstränge für die folgende Einatmung zusammenziehen können, relativ kurz, d.h. es kann nur relativ wenig Luft eingeatmet werden. Eine gute Zwerchfellarbeit ist nur möglich, wenn das Zwerchfell durch eine ausreichende Ausatmung in eine günstige Position gebracht wird.

Die brustkorbbildende Muskulatur

Wir verfügen über mehrere Muskelgruppen die dafür sorgen, dass sich der Brustkorb hebt. Durch die spezielle schräge Anbringung der Rippen wird erreicht, dass sich der Brustkorb erweitert, wenn die Rippen nach oben gezogen werden. Eine Atmung mithilfe dieser Brusterweiterung wird im Gegensatz zur Bauchatmung als „Brustatmung“ bezeichnet. Der Wirkungsgrad dieser Brustatmung ist schlecht und wir könnten kaum leben, wenn wir nur diese Brutatmung hätten.

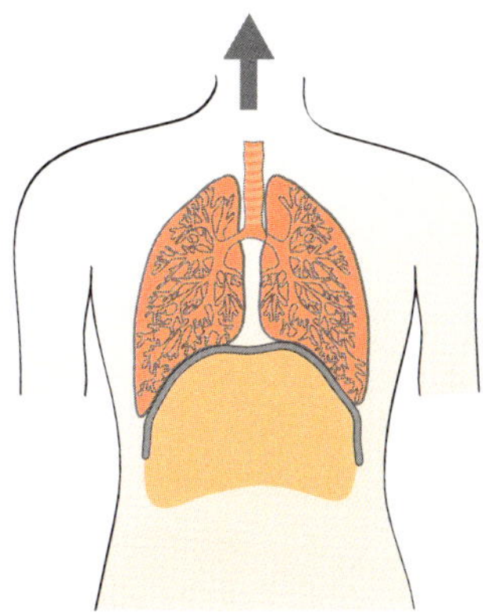

▲ Das Zwerchfell verschiebt bei der Einatmung die Bauchorgane (links), die Lungen weiten sich. Bei der Ausatmung (oben) kehrt es dann wieder in die Ausgangslage zurück.

Atmung verstehen

Wenn sich der Brustkorb hebt, muss auch der Schultergürtel angehoben werden. So wird jetzt z. B. verständlich, warum die Brustatmung erschwert wird, wenn man schwere Lasten trägt, denn diese ziehen die Schultern nach unten und behindern die Brustatmung.

Die Atemhilfsmuskulatur Zusätzlich zu der Bauch- und Brustatmung können noch weitere Muskelgruppen die Einatmung unterstützen. Es sind Muskeln, die den Brustkorb anheben und am Hals bzw. Schultergürtel aufgehängt sind. Der Wirkungsgrad dieser Muskeln für die Atmung ist allerdings relativ schlecht. Hilfreich ist es, wenn der Schultergürtel dadurch stablilisiert wird, dass die Arme aufgestützt werden.

▼ Deutliches Übergewicht behindert die Bauchatmung, das Zwerchfell kann sich nicht ausdehnen.

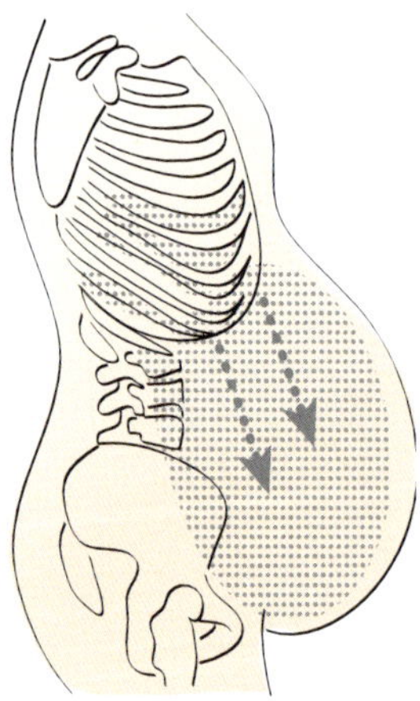

Wie wird die Atmung bei Krankheiten behindert?

Die Atmung kann einerseits durch Krankheiten der Lunge bzw. der Bronchien behindert sein, aber auch durch Krankheiten, die eine Ausdehnung und Anhebung des Brustkorbs (Bauch- oder Brustatmung) behindern.

Übergewicht

Ein wichtiges Beispiel für eine Behinderung der Bauchatmung ist Übergewicht. Besonders im Liegen drückt der übergewichtige Bauchinhalt das Zwerchfell nach oben , dadurch muss bei jedem Atemzug das ganze Gewicht des Bauchinhalts wieder in den Bauch zurückgeschoben werden. Jeder Atemzug wird dadurch zusätzlich erschwert, was sich natürlich umso mehr auswirkt, wenn die Lunge selber bereits in ihrer Funktion eingeschränkt ist. Überdies bedeutet Übergewicht, dass dieses zusätzliche Gewicht z.B. jede Treppe mit hoch getragen werden muss. In ähnlicher Weise wird die Atmung auch beim Schwimmen mehr belastet, wenn der Wasserdruck den Bauch eindrückt und dadurch die Einatmung behindert.

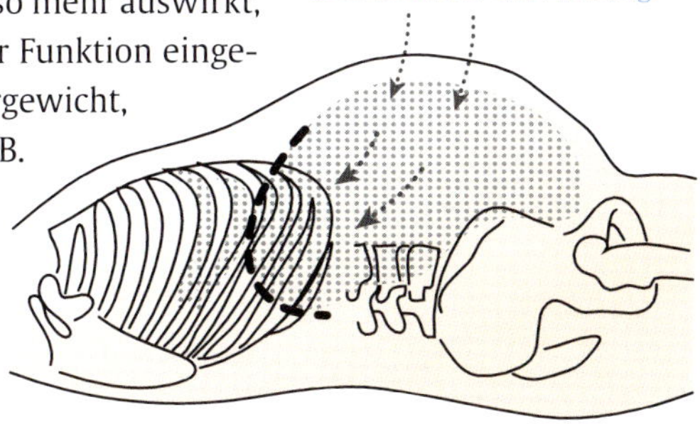

▼ Im Liegen drückt der Bauch auf das Zwerchfell und belastet die Atmung.

Osteoporose

Ein weiteres immer wieder auftretendes Problem ist eine zu starke Brustverkrümmung, wie sie z.B. bei langjähriger Überblähung auftritt; zusätzlich kann es bei ausgedehnter Cortisonbehandlung zu einer Osteoporose und infolge der Osteoporose zu Wirbelkompressionen kommen, die ebenfalls zu einer starken Brustverkrümmung (Fachausdruck = Kyphose) führen können. Eine solche Verkrümmung der Brustwirbelsäule hat auch eine Starre des Brutkorbs zur Folge, die die Atmung zusätzlich behindert. Am besten kann die Luft in aufrechter Körperhaltung mit etwas zurückgezogenen Schultern tief eingeatmet werden. Auch Sänger lernen diese gerade Körperhaltung, um die Atmung zu optimieren.

Merke

Die besten Vorbeugungsmaßnahmen gegen Osteoporose sind Bewegung und Training.

Atmung verstehen

Die typische Atemnot tritt auf, weil sich die Lunge nicht mehr richtig entleeren kann. Dafür gibt es zwei Gründe: Die Elastizität der Lunge verschlechtert sich oder die kleinen Atemwege verengen sich.

Elastizitätsverlust der Lunge

Es gibt zwei wichtige, krankheitsbedingte Gründe, warum sich die Lunge bei der Ausatmung nicht ausreichend entleeren kann. Einmal Krankheiten, bei denen sich die Elastizität der Lunge verschlechtert. Die Ausatmung erfolgt ohne aktive Muskelarbeit: Die Lunge wird bei der Einatmung besonders durch das Tiefertreten des Zwerchfells wie eine Feder gespannt und zieht sich dann aber bei der Ausatmung von selbst wieder zusammen. Wenn jetzt die Elastizität der Lunge (z.B. bei einem Lungenemphysem) nicht ausreicht – bildlich gesprochen: die Feder ausgeleiert ist – bleibt die Lunge während der Ausatmung auf halber Strecke stehen und kann das Zwerchfell nicht mehr in die günstige Position nach oben ziehen. Die Lunge bleibt dann überbläht, da sie nicht mehr ausreichend tief ausatmen kann.

Einengung der kleinen Atemwege

Ein zweiter wichtiger Grund für eine Behinderung der Ausatmung ist eine Einengung der kleinen Atemwege. Wenn die Lunge bei der Einatmung größer, bzw. bei der Ausatmung kleiner wird, betrifft dies auch die kleinen Atemwege: Diese werden bei der Einatmung mehr gedehnt und weiten sich damit aus; bei der Ausatmung werden die kleinen Atemwege dagegen immer enger, bis sie manchmal sogar ganz zu gehen. Wenn diese Atemwege jetzt von vornherein, z.B. beim Asthma, eng sind, werden sie bei einer Ausatmung schneller zu gehen als dies normalerweise der Fall wäre. Die Folge ist,

TIPP

Lippenbremse als Hilfsmittel

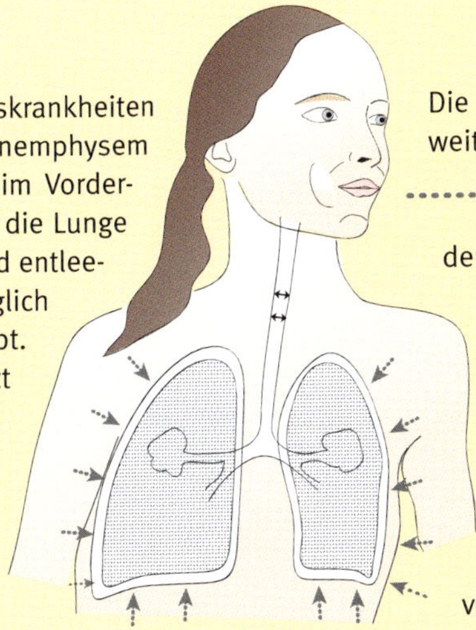

Bei den Atemwegskrankheiten und dem Lungenemphysem steht also ganz im Vordergrund, dass sich die Lunge nicht ausreichend entleeren kann und folglich „überbläht“ bleibt. Man könnte jetzt versuchen, die Ausatmung dadurch zu verbessern, dass man besonders das tiefe Ausatmen übt. Leider kann diese Behinderung der Ausatmung jedoch nicht durch Übungen beseitigt werden: Es ist ja die Lunge selber, die die Ausatmung begrenzt und die Lunge kann man nicht trainieren; so lässt sich z.B. weder die Elastizität der Lunge noch etwa die entzündliche Schwellung der Atemwege durch Training beeinflussen. Man kann jedoch versuchen, durch Atemtechniken die Atemwege offen zu halten und durch Ökonomisierung der Atmung, z.B. der Lunge, für die Ausatmung mehr Zeit zu lassen und damit der Überblähung entgegen zu wirken.

Die Lippenbremse hat noch einen weiteren wichtigen Vorteil: Die Atemluft kann in der Lunge gleichmäßiger verteilt werden. Besonders bei Krankheiten der Atemwege kann die Belüftung innerhalb der Lunge sehr unterschiedlich sein. Es gibt dann einige Bereiche in der Lunge, die relativ leicht belüftet werden und andere, die z.B. durch Einengung der Atemwege mehr Zeit benötigen, um sich mit Luft vollzu- saugen. Dies hat zur Folge, dass dann möglicherweise einige Bereiche der Lunge bei der normalen Atmung kaum mehr Luft abbekommen und damit für die Sauerstoffaufnahme ausfallen. In solchen Situationen muss man versuchen, die Belüftung dadurch zu ökonomisieren, dass die Atmung etwas verlangsamt wird; damit können sich dann auch die „langsameren“ Lungenbereiche mit frischer Luft füllen. Die „Lippenbremse“ kann also sowohl der Überblähung der Lunge entgegenwirken als auch den Gasaustausch verbessern. Wichtig ist, dass Sie diese Atemtechnik auch gut beherrschen lernen.

dass die Lunge sich nicht ausreichend entleeren kann. Diese Überblähung nennt man dann in der Fachsprache „trapped air".

Warum muss ich immer Husten?

Der Husten hat zunächst eine ganz wichtige Funktion: Wenn wir uns z. B. verschlucken, wird dabei versehentlich in die Luftröhre gelangtes Material wieder heraus transportiert. Der effektivste Weg ist dabei der Husten. So weit so gut. Wenn aber jetzt durch Krankheit in der Lunge zu viel Sekret produziert wird, dann entsteht ständig das Gefühl, dass da etwas in der Luftröhre ist, was da nicht hingehört. Und das reizt zum Husten.

Um die Lunge in ihrem Inneren feucht zu halten, wird in den Bronchien Sekret produziert; dieses Sekret wird laufend nach oben transportiert, sodass die innere Oberfläche der Bronchien ständig feucht ist, sich aber andererseits keine größeren Flüssigkeitsmengen in der Lunge ansammeln können. Eine Entzündung in den Bronchien bewirkt aber leider, dass zu viel Sekret nachgeliefert wird, das nicht auf die normale Weise abtransportiert werden kann. Man braucht jetzt zusätzlich den Husten. Auch wenn der Husten dann sehr stört und auch anstrengend wird, ist es dennoch wichtig, dass das Sekret herauskommt, da man sonst langsam ersticken würde.

Atem- und Sporttherapie sind wirklich wichtig

Alle in diesem Buch näher beschriebenen Selbsthilfemaßnahmen dienen dazu, die Atmung zu erleichtern.

- Durch Atemtechniken wird Ihre Atmung effektiver.
- Sie helfen Ihnen, aus der Abwärtsspirale von Atemnot und Bewegungsmangel heraus.
- Sie machen Sie selbst zu Managern Ihrer eigenen Erkrankung

Atem- und Sporttherapie sind heute neben den Medikamenten wichtige und anerkannte Therapiesäulen. Mit Hilfe von Wissen um die Atmung, von Atemwahrnehmung und Verhaltensänderung und Sport- und Bewegungstherapie schaffen Sie es, belastbarer zu werden und so am Leben teilzunehmen.

Durch dieses Programm lernen Sie, die Atemnot auch in akuten Situationen zu verringern. So ergibt sich zusätzlicher Spielraum für die eigene Lebensgestaltung. Sie werden wieder aktiver, können mehr unternehmen und fühlen sich sicherer und wohler. Einzige Einschränkung: Sie müssen es auch tun. Denken Sie an die vom ihm auch praktizierte Lebensweisheit Erich Kästners: „Es gibt nichts Gutes. Außer: man tut es!.

Was Sie wissen sollten

Atemnot ist das am meisten belastende und oft auch als lebensbedrohlich empfundene Symptom bei Asthma, chronisch obstruktiver Bronchitis und Lungenemphysem. Sicherlich kennen Sie diese Situation: Oft ist jeder Weg zu weit und jede Treppe zu steil, und aus der Angst vor der Atemnot entscheiden Sie sich zu Hause zu bleiben, „keinerlei Risiko" einzugehen und sich zu „schonen".

Das Ziel des in diesem Buch vorgestellten Programms zur Selbsthilfe ist im Grunde ganz einfach: Die körperliche Leistungsfähigkeit wird gesteigert – die Atemnot verringert sich.

Viele Betroffene reagieren aus Angst vor Atemnot mit Vermeidung körperlicher Belastungssituationen.

Doch damit beginnt eine gefährliche Abwärtsspirale, die einen Abbau von Skelett- und Atemmuskulatur, einer Belastungsentwöhnung des Herz-Kreislauf-Systems nach sich zieht sowie die Entwicklung einer Osteoporose begünstigt. Der Teufelskreis einer zunehmenden körperlichen Schwächung und somit der Verlust an Lebensqualität hat begonnen. Denn häufig kommt es in der Folge zu einem Zurückziehen aus dem sozialen Umfeld und somit zu einer Änderung der Lebensgewohnheiten mit der Gefahr der zunehmenden Isolation und Vereinsamung. Die Sport- und Atemtherapie soll aus dieser passiven Haltung heraushelfen.

Das Leben aktiv gestalten

Viele Studien in den vergangenen Jahren haben ergeben, dass die medikamentöse Therapie zur Behandlung von COPD und Asthma nicht ausreicht und körperliches Training in der Therapie unersetzlich ist.

So ist die bei körperlicher Belastung auftretende Atemnot nicht nur durch die Atemwegserkrankung selbst verursacht, sondern häufig die Folge der Vermeidung von Belastungen. Die Leistungsschwäche der Betroffenen ist also zum großen Teil auf den chronischen Bewegungsmangel zurückzuführen. Durch eine gezielt durchgeführte Atem- und Sporttherapie ist also eine Steigerung der Leistungsfähigkeit und somit eine Verringerung der Atemnot zu erreichen. Mithilfe einer Schulung über ihre Wahrnehmung und ihr Verhalten sind Sie in der Lage, Ihre Erkrankung zu beeinflussen und Ihr Leben aktiv zu gestalten.

Merke

Aber Vorsicht: Das Buch kann eine Therapie unter fachlicher Anleitung nicht ersetzen, sondern lediglich ergänzen. Bei fortgeschrittenem Krankheitsbild oder wenn Sie ein „Neuling“ auf dem Gebiet der Sport- und Atemtherapie sind, sollten Sie auf alle Fälle einen qualifizierten Therapeuten heranziehen. Erkundigen Sie sich in Ihrer näheren Umgebung nach Lungensportgruppen oder einer Physiotherapieeinrichtung mit Schwerpunkt Atemtherapie.

Der „rote Faden“

An erster Stelle in diesem Programm steht eine Wahrnehmungsschulung. Wir möchten Sie für ihren Körper sensibilisieren, und Sie schulen, ihre Atmung wahrzunehmen und nachzuspüren. Indem Sie Techniken aus der Atemtherapie erlernen, möchten wir Sie dann dazu befähigen, sich wirksame Selbsthilfetechniken anzueignen und die Atmung effektiver und ökonomischer zu

Das Programm

machen. Erst wenn Sie die Grundlagen der Atemtherapie kennen gelernt und verinnerlicht haben, können Sie mit der Sporttherapie beginnen: Über körperliches Training werden die erlernten Atemtechniken automatisiert und die Leistungsfähigkeit gesteigert.

Merke

Seien Sie sich darüber im Klaren: Durch körperliches Training lässt sich der stetige körperliche Abbau durchbrechen und Sie steigern durch eine aktive Teilnahme am Leben die Lebensqualität wieder. Durch Steigerung der Leistungsfähigkeit und bessere Selbsteinschätzung werden Sie die Angst vor Atemnot verlieren und den Spaß an der Bewegung wiedergewinnen.

Dazu sollten Sie Sport als einen wichtigen Bestandteil in Ihr Alltagsleben integrieren – ähnlich wie das Zähneputzen.

Überblick

Wahrnehmungs- und Verhaltensschulung Über Wahrnehmungsschulung sollen Sie die Atmung begreifen und nachspüren lernen und darüber hinaus in die Lage versetzt werden, auf Atemnot richtig zu reagieren.

Atemtherapie Über das Erlernen und Einüben von speziellen Atemtechniken bekommen Sie das notwendige Werkzeug an die Hand, um ihre Atmung zu ökonomisieren und die verbliebenen Reserven optimal einzusetzen.

Sporttherapie Körperliches Training steigert sowohl beim Gesunden als auch beim Erkrankten die maximale körperliche Belastbarkeit und reduziert somit bei Erkrankungen der Atmungsorgane die lebensbedrohliche Atemnot.

Darüber hinaus wirkt sich ein regelmäßiges Training positiv auf Osteoporose, Diabetes mellitus (Zuckerkrankheit), Bluthochdruck sowie das Immunsystem aus.

Ihr „Fahrplan“ durch das Programm

Leistungsfähigkeit rauf – Atemnot runter

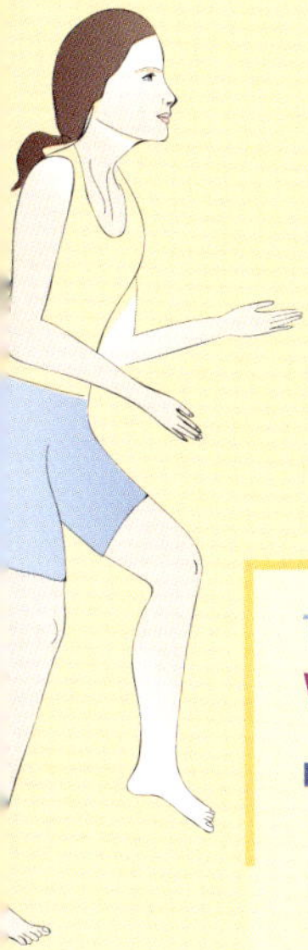

Teil 1
Wissen

- Worin liegt das eigentliche Problem bei meiner Erkrankung?
- Was kann ich selbst dagegen tun?

Teil 2
Verhalten und Techniken

- Wie vermeide ich eine Atemnot?
- Wie kann ich mir selbst helfen?
- Das Ziel: Verhaltensweisen sollen vertieft werden, um automatisch ablaufen zu können.

Teil 3
Körperliches Training

- Im Ernstfall laufen die aus Teil 2 eingeübten Techniken automatisch ab.
- Die Steigerung der Leistungsfähigkeit kommt Ihnen zugute. Sie gewinnen Selbstvertrauen und werden aktiver.

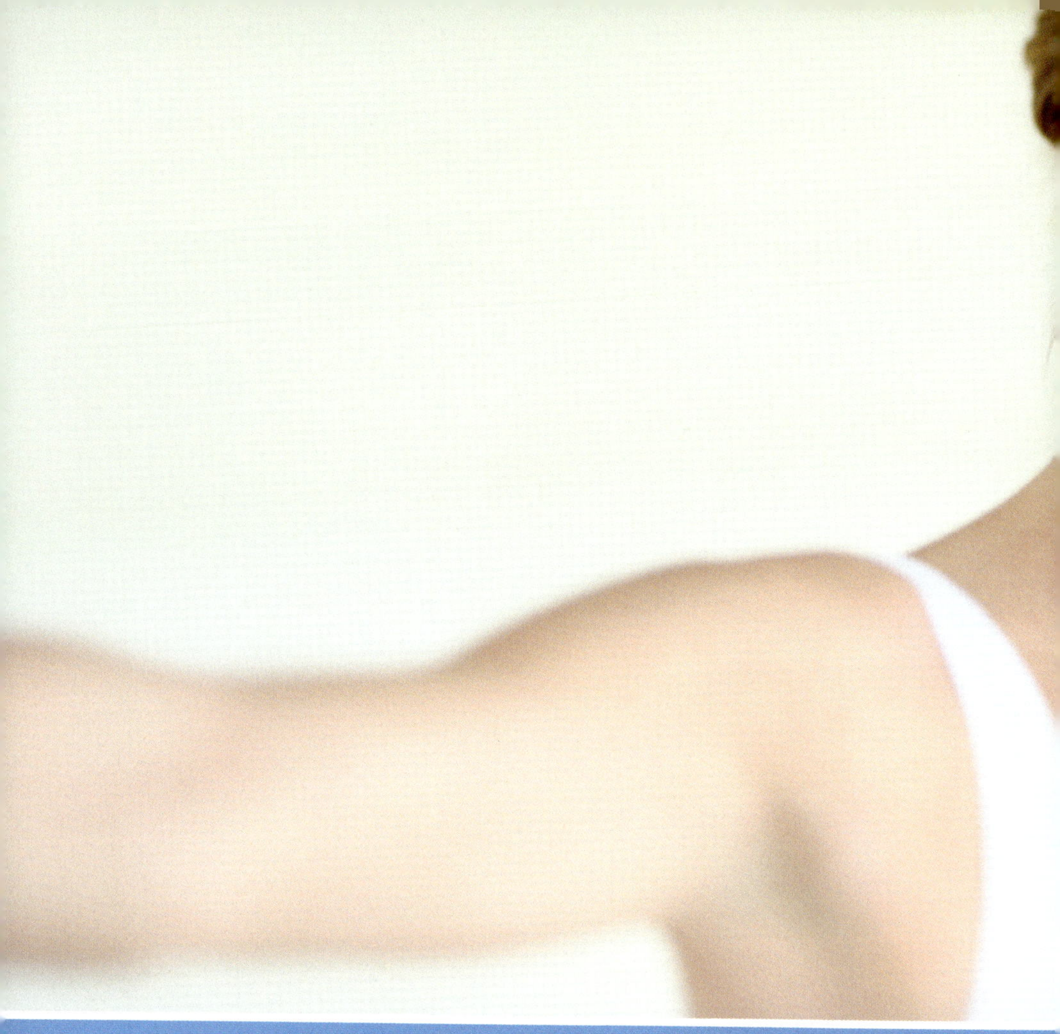

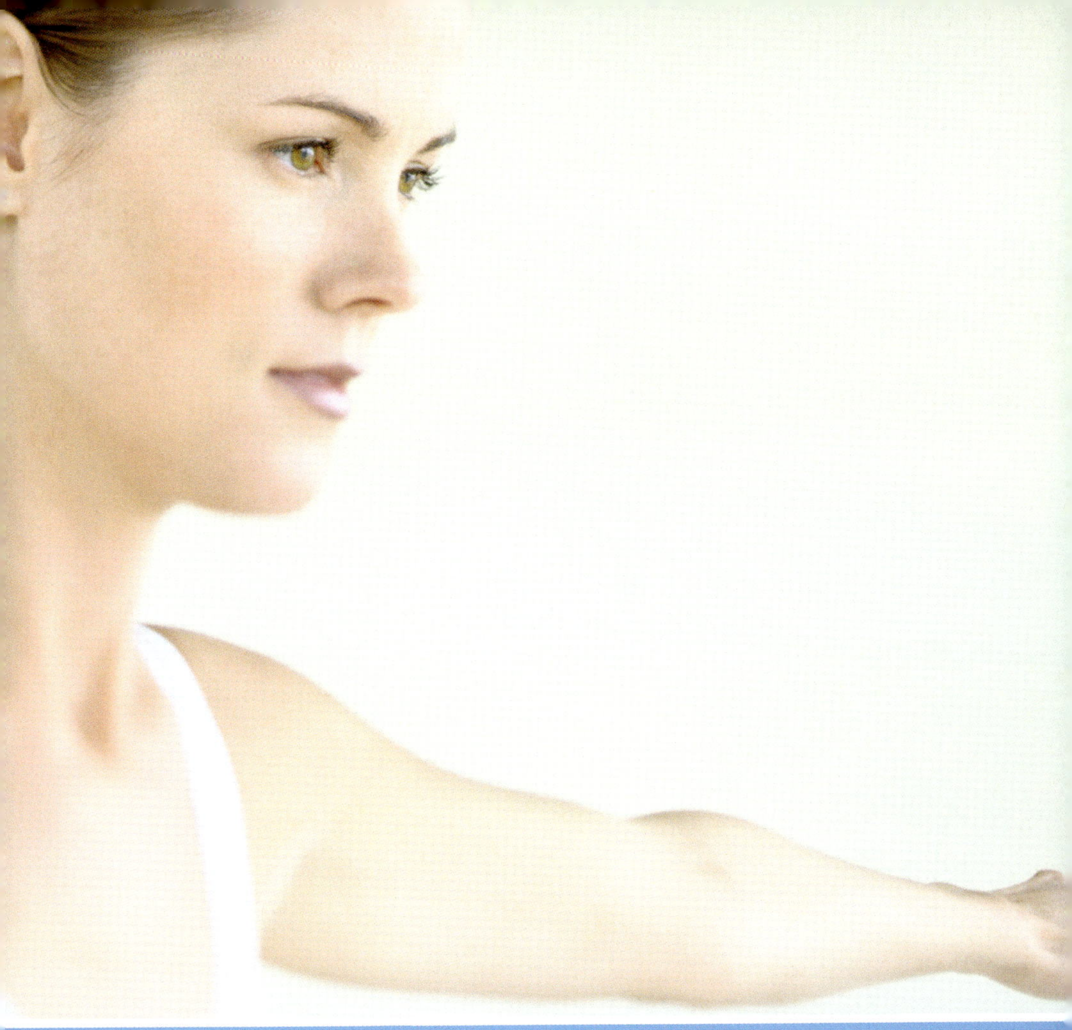

Verhalten & Techniken

Teil 2

Atem spüren

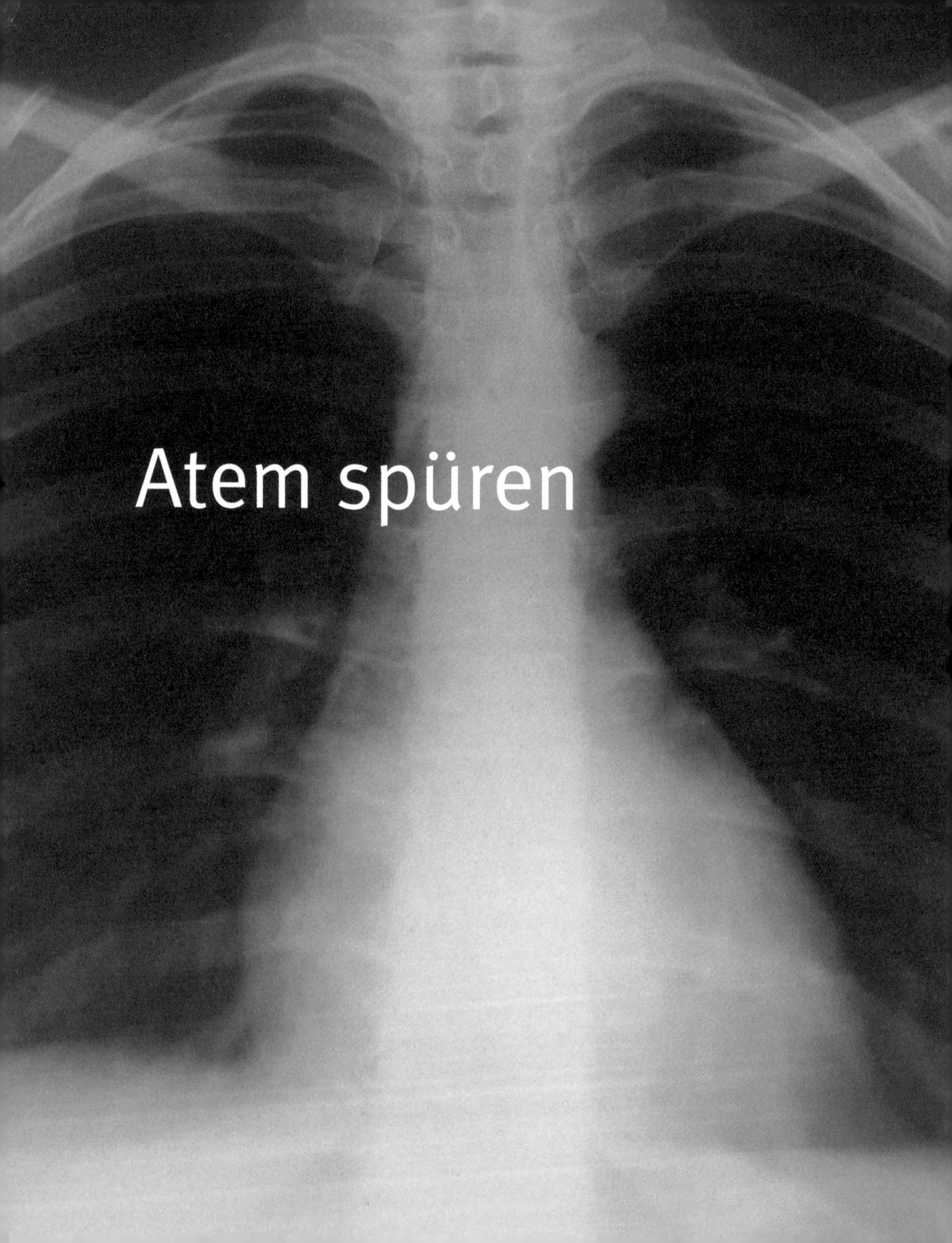

Wie unsere Atmung funktioniert

In Ruhe ist Einatmen ein aktiver Vorgang. Unter Einsatz von Muskulatur wird eingeatmet, die Ausatmung erfolgt dagegen passiv (siehe Seite 19). Während der Einatmung ziehen sich die Einatemmuskeln zusammen und erweitern den Brustraum.

Das Zwerchfell ist der wichtigste Muskel für die Atmung (siehe Seite 20). Es trennt den Brustraum vom Bauchraum. In Ruhe ragt das Zwerchfell kuppelförmig nach oben in den Brustraum. Bei der Einatmung spannt es sich an und flacht nach unten ab; d. h. der Bauchraum wird verdrängt und weicht nach allen Seiten aus. Da die Lunge über das Brustfell mit dem Brustkorb verbunden ist, folgt sie allen Bewegungen. Wenn sich das Zwerchfell bei der Einatmung absenkt, werden die beiden Lungenenden, die sich direkt über dem Zwerchfell befinden, mit nach unten gezogen und die Lunge vergrößert sich – Luft wird dabei in den Brustraum gezogen (siehe Seite 21).

Merke

Der Vorgang der Ruheatmung ist vergleichbar mit dem Aufpusten eines Luftballons: Bei der Einatmung wird die Lunge wie ein Luftballon gedehnt und entleert sich dann in der nachfolgenden Ausatmung aufgrund der Vordehnung selbstständig und ohne zusätzlichen Kraftaufwand.

Wegen der Ausweichbewegung der Bauchorgane zur Seite, nach hinten und hauptsächlich nach vorne, nennt man diese Zwerchfellatmung auch Bauchatmung. Beim Einatemvorgang arbeiten Zwerchfell- und Brustkorbmuskulatur eng zusammen: erst dadurch werden zusätzlich die Rippen geweitet und der Brustkorb angehoben.

Man spricht dabei von kombinierter Bauch- und Brustkorbatmung, die fließend ineinander übergehen und eine effektive und ökonomische Lungenfüllung gewährleisten.

Die Ausatmung in Ruhe und beim Gesunden läuft dagegen passiv ab, d.h. ohne Einsatz von Muskulatur. Die

Atem spüren

Zwerchfellmuskulatur lässt dabei in ihrer Spannung nach und erschlafft, und wird langsam und ohne Muskeleinsatz in die Ausgangsposition nach oben gebracht. Die Schwerkraft trägt ihren Teil dazu bei und lässt die Rippen durch ihr eigenes Gewicht absinken. Das elastische Lungengewebe zieht sich zusammen und verkleinert so das Lungenvolumen im Brustkorb, ein Überdruck entsteht, wodurch die Luft ausströmt. Da dies ein passiver Vorgang ist, dauert die Ausatmung beim Gesunden etwas länger als die Einatmung.

Nutzen Sie die Nase als Klima- und Filteranlage

Der Körper besitzt in den Atemwegen eine eigene Klima- und Filteranlage, die in der Lage ist, die eingeatmeten Schadstoffe herauszufiltern. Bei „richtiger" Atmung wird die Luft durch die Nase eingeatmet, und hier bereits angefeuchtet, gereinigt und erwärmt. Der Luftstrom sollte, bevor er in sein Zielgebiet, die Lungenbläschen kommt, den Filterweg der Nase durchlaufen. Die Nase kann in ihrer Filterfunktion mehr als 90% der Schadstoffe, wie beispielsweise Pollen, zurückhalten.

Merke

Die Nasenatmung als Klima- und Filteranlage besitzt eine wichtige Funktion bei der Atmung: Die eingeatmete Luft wird erwärmt, angefeuchtet und gereinigt. Versuchen Sie deshalb durch die Nase einzuatmen! In Ruhe läuft die Ausatmung passiv, d.h. ohne Einsatz von Muskulatur ab. Aus diesem Grund dauert die Ausatmung etwas länger als die Einatmung.

Das zweite Filtersystem nach der Nase sind die Bronchien. Die Bronchialwand besitzt eine schleimige Oberfläche, an der ein Großteil der Schadstoffe hängen bleibt und dann mit dem Schleim aus den Bronchien entfernt wird. Allerdings können Schadstoffe an der Bronchialwand auch Schäden verursachen.

Die Nase ist nicht nur ein wirksamer Filter, sie wärmt die Atemluft auch vor und feuchtet sie an. So kann bei Astma die Atemnot zunehmen, wenn die Luft nicht ausreichend vorgewärmt auf die Bronchien trifft. Die Atmung über die Nase ist also wichtig. Ist sie schwierig, wie etwa bei Nasenpolypen, sollte man über eine operative Entfernung der Hindernisse nachdenken.

So beginnen Sie bequem

Bevor Sie nun die Konzentration auf die Atmung lenken, vorab noch ein paar kleine Anmerkungen:

- Suchen Sie sich einen ruhigen Platz und reservieren Sie sich die nächsten Minuten nur für sich selbst.
- Tragen Sie bequeme Kleidung, damit der Bauch Platz hat.
- Setzen Sie sich auf einen Stuhl und suchen sich eine entspannte Haltung
- Schließen Sie, wenn Sie möchten, die Augen.
- Versuchen Sie bei den nachfolgenden Übungen durch die Nase einzuatmen.

Bevor wir ganz konkret mit den Übungen beginnen, sollten Sie ein paar Grundlagen beherzigen. Setzen Sie sich entspannt auf einen Stuhl und versuchen Sie, sich auf ihre Atmung zu konzentrieren. Versuchen Sie, über die Nase einzuatmen. Verfolgen Sie im Geiste den Weg ihres Atems: Wie er durch die Nase kommt, wie er die Luftröhre hinunterströmt und bis in den Brustkorb hineinreicht.

- Welche Bewegungen im Oberkörper sind beim Atemvorgang zu spüren?
- Was machen Ihre Schultern und Ihr Bauch bei der Einatmung?

Zwerchfell- oder Bauchatmung

Rufen Sie sich nochmals den auf den Seiten 19 beschriebenen Atemvorgang in Erinnerung:

Das Zwerchfell, als wichtigster Einatemmuskel, spannt sich bei der Einatmung an und senkt sich nach unten in den Bauchraum ab. Es verdrängt bei der Einatmung die Bauchorgane zu allen Seiten. Und das bedeutet, der Bauchraum wird hauptsächlich nach vorne, etwas zur Seite und nach hinten verdrängt. Dieses

Atem spüren

Ausweichen der Bauchorgane ist beim Atemvorgang deutlich zu spüren – vorausgesetzt, das Zwerchfell wird überwiegend aktiviert. Man spricht deshalb bei der Zwerchfellatmung auch von der Bauchatmung.

Beim Einatemvorgang arbeiten Zwerchfellmuskulatur und Atemhilfsmuskulatur eng zusammen: erst dadurch werden die Rippen geweitet und der Brustkorb angehoben. Man spricht dabei von Flanken- und Brustkorbatmung.

Wichtig: Der Atemvorgang setzt sich somit aus einer kombinierten Bauch-, Flanken- und Brustkorbatmung zusammen, die fließend ineinander übergehen und eine effektive und ökonomische Lungenfüllung gewährleisten.

Das Zwerchfell als größter Einatemmuskel ist in der Lage, in Ruhesituationen 60% der Lungenfüllung zu leisten. Und das bedeutet: Die Zwerchfell- bzw. Bauchatmung ist so effektiv, dass Sie in Ruhesituationen den Sauerstoffbedarf des Körpers ausreichend decken würde.

Trotzdem sind viele Menschen nicht in der Lage, bei der Einatmung das Zwerchfell zu aktivieren, sondern sie benutzen die den Schultergürtel hebende Atemhilfsmuskulatur (siehe Abb. unten).

Wenn vor allem diese Atemhilfsmuskeln und weniger die Zwerchfellmuskulatur aktiviert werden, so kann man diese Form der Atmung am Hochziehen der Schultern und an der gering stattfindenden Bauchatmung beobachten.

So werden bei dieser oberflächlichen Atmung Muskeln aktiviert, die für die normale Ruheatmung eigentlich nicht benötigt

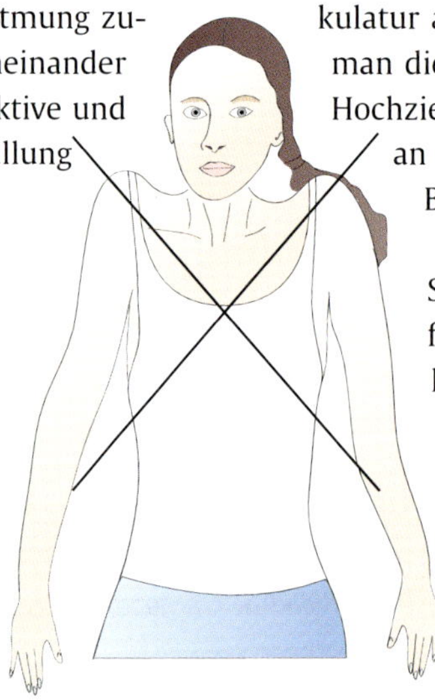

▶ So nicht! Hochgezogene Schultern signalisieren eine oberflächliche Atmung.

werden – unnötige Energie wird verbraucht. Hinzu kommt, dass diese Form der Atmung bedeutend weniger wirksam ist als die Bauchatmung. Wir sollten Sie also vermeiden und anstelle dessen die Zwerchfellatmung einsetzen.

Wiederholen Sie jetzt nochmals die Einstiegsübung. Schließen Sie wenn Sie möchten die Augen und konzentrieren Sie sich erneut auf ihre Atmung.

Spüren Sie, wie bei der Einatmung der Bauch nach allen Seiten ausweicht und sich der Brustkorb beim Einatmen weitet und anhebt und beim Ausatmen wieder zurückschwingt?

- Was machen dabei Ihre Schultern?
- Achten Sie darauf, dass Sie die Schultern nicht mit hochziehen, denn dadurch ist ihre Atmung oberflächlich.
- Versuchen Sie, „in den Bauch" zu atmen.

Wahrnehmung der Atmung in verschiedenen Körperlagen

Mit den nun folgenden Übungen sollen Sie Ihrer Atmung nachspüren: Um tatsächlich das Zwerchfell zu aktivieren ist es wichtig, bei den nachfolgenden Übungen darauf zu achten, Ihre Schultern unten zu halten. Ansonsten wird überwiegend die Atemhilfsmuskulatur aktiviert.

Versuchen Sie bei den Übungen durch die Nase einzuatmen und entweder über die Nase oder über den Mund auszuatmen.

Im Liegen

- Legen Sie sich auf eine bequeme Unterlage (aber nicht im Bett oder auf dem Sofa) in Rückenlage und stellen Sie beide Beine angewinkelt an.
- Konzentrieren Sie sich auf die Bauchatmung und versuchen Sie nachzu-

Atem spüren

spüren, wie sich der Bauch mit der Einatmung hauptsächlich nach oben wölbt, zur Seite und nach hinten ausweicht und sich der Brustkorb dabei hebt und weitet.

- Legen Sie dabei die Hände auf den Bauch, an die Seiten und auf den Brustkorb um die Atmung nachzuspüren.

Achtung: Wenn Sie während der Übung Atemnot oder Hustenreiz bekommen, legen Sie unter ihren Oberkörper einen Keil oder ein Kissen.

▼ So spüren Sie Ihre Atmung im Liegen.

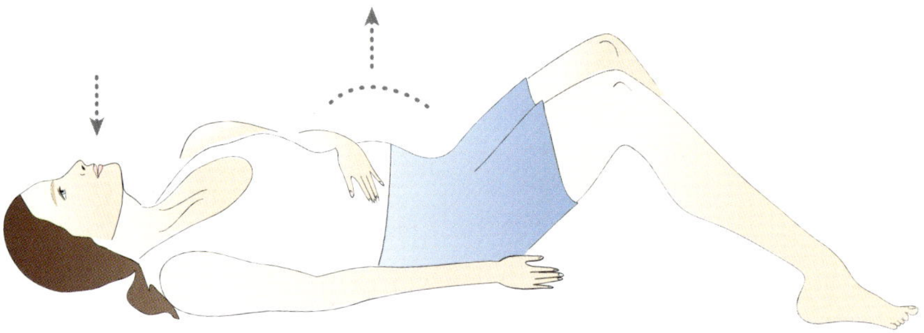

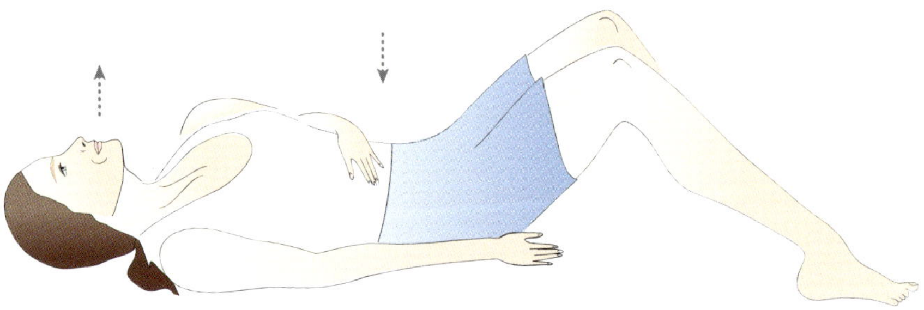

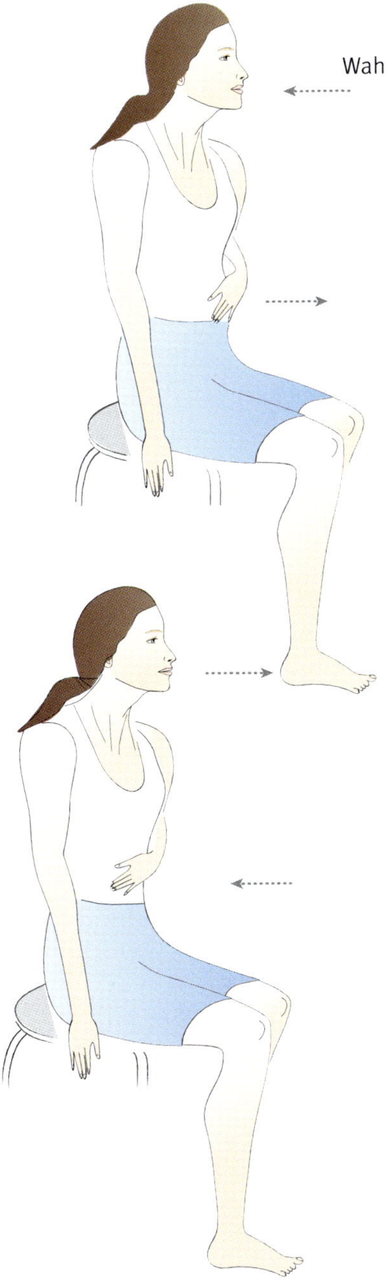

Im Sitzen

- Setzen Sie sich aufrecht auf einen Stuhl, beide Füße haben dabei Bodenkontakt.
- Achten Sie darauf, dass die Schultern während der Übungen unten bleiben.
- Wenn Sie möchten, schließen Sie die Augen.
- Atmen Sie durch die Nase ein und spüren Sie, wie sich der Bauch mit der Einatmung nach vorne, zur Seite und nach hinten wölbt und sich der Brustkorb dabei hebt.
- Versuchen Sie die Atembewegung über ihre Hände nachzuspüren. Legen Sie ihre Hände auf den Bauch, seitlich an die unteren Rippenränder rechts und links – die so genannten „Flanken" – und auf das Brustbein.

◀ Auch im Sitzen können Sie bequem Ihren Atembewegungen beim Aus- und Einatmen nachspüren.

Atem spüren

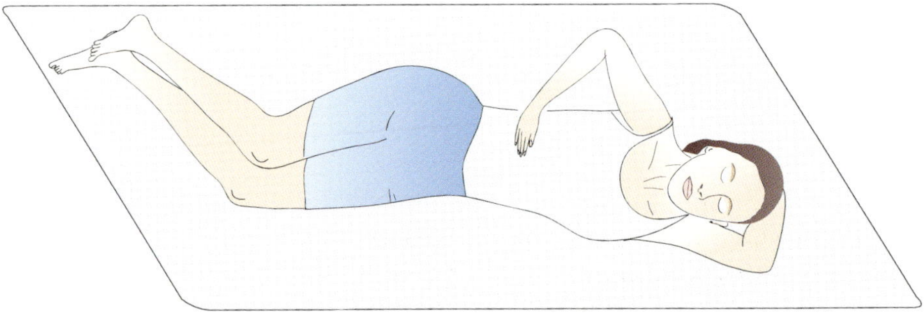

▲ In der Seitenlage spüren Sie, wie Ihre Seite sich mit der Atmung hebt und senkt.

In Seitenlage

- Wechseln Sie die Ausgangsposition und legen Sie sich in Seitenlage. Die Beine sind angezogen und die Knie in Richtung Bauch angewinkelt.
- Eine Hand liegt auf den unteren Rippen der nach oben gerichteten Seite.
- Lassen Sie den Atem fließen und spüren Sie, wie sich die Seite hebt und weitet und mit der Ausatmung wieder absenkt.

In Bauchlage

- Legen Sie sich in Bauchlage. Die Stirn liegt auf ihren Handrücken.
- In dieser Position leistet das Zwerchfell vermehrt Arbeit, da die Bauchorgane nicht nach vorne ausweichen können.
- Spüren Sie, wie der Bauch zur Seite und nach hinten ausweicht?

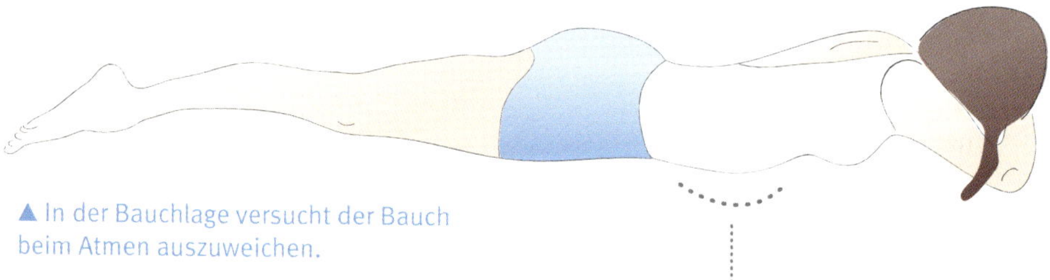

▲ In der Bauchlage versucht der Bauch beim Atmen auszuweichen.

Wahrnehmung von Bauch- und Brustatmung mithilfe des Therabandes

Bei den nachfolgenden Übungen wird ein Gymnastikband oder Theraband eingesetzt, um den Atemvorgang bewusst zu machen und zu unterstützen.

Therabandzug und Ausatmung

- Schlingen Sie das Band um den Bauch und überkreuzen es vorne.
- Setzen Sie sich aufrecht auf einen Stuhl.
- Lassen Sie das Band beim Einatmen locker, sodass sich der Bauch nach allen Seiten ausdehnen kann. Mit Beginn der Ausatmung bringen Sie das Band auf Zug und unterstützen somit die Ausatembewegung.

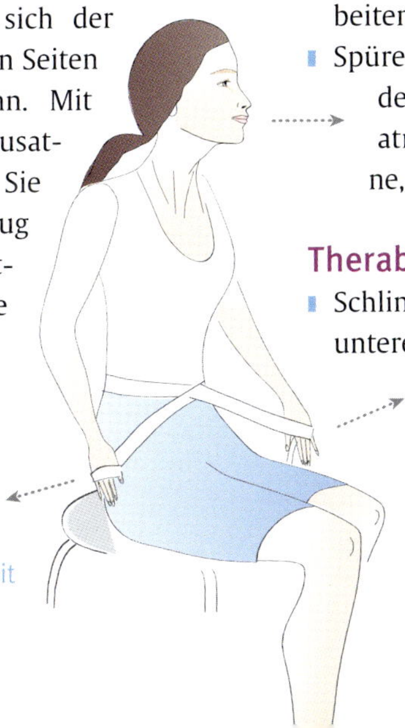

▶ Atmung erspüren durch Unterstützung der Ausatmung mit Theraband

Über Kopf

- Schlingen Sie das Band um den Bauch und verknoten es an der Seite. Nehmen Sie die Hände hinter den Kopf.
- Versuchen Sie nun gegen den Bandwiderstand einzuatmen – das Zwerchfell muss nun vermehrt arbeiten.
- Spüren Sie, wie sich der Bauchraum bei der Einatmung gegen das Band nach vorne, zur Seite und hinten ausdehnt?

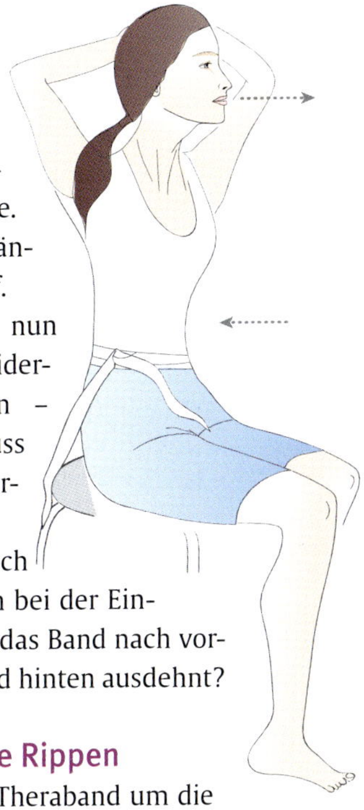

Theraband um die Rippen

- Schlingen Sie das Theraband um die unteren Rippen und verknoten es an der Seite.
  Spüren Sie, wie sich die Rippen mit der Einatmung heben und mit der Ausatmung wieder senken?

Atem spüren

Selbsthilfetechniken

Wenn Sie unter obstruktiven Lungenkrankheiten leiden, ist Atemnot verantwortlich für die Einschränkung der Lebensqualität sowie eine verminderte körperliche Belastbarkeit. Tritt solche Atemnot auch bei sportlicher Betätigung oder während der Atemtherapie auf, sollten rasch geeignete Gegenmaßnahmen ergriffen werden.

Deshalb liegt der Schwerpunkt zu Beginn der Sport- und Atemtherapie auf einer Schulung Ihres Verhaltens. Tritt Atemnot auf, erlernen Sie Selbsthilfetechniken, mit deren Hilfe Sie besser mit den Atembeschwerden umgehen können. Wir setzen dazu zwei Schwerpunkte:

- Die Selbsthilfetechniken nehmen Ihnen die Angst, die eine Atemnot meist begleitet.
- Die bereits verengten Atemwege werden nicht noch enger sondern offen gehalten und so fällt Ihnen das Atmen wieder leichter.

Wichtig: Das Ziel der Atemtherapie ist es, mit möglichst wenig Energieeinsatz bei der Atmung auszukommen. Das spart Ihnen Mühe.

Atemwege weit halten

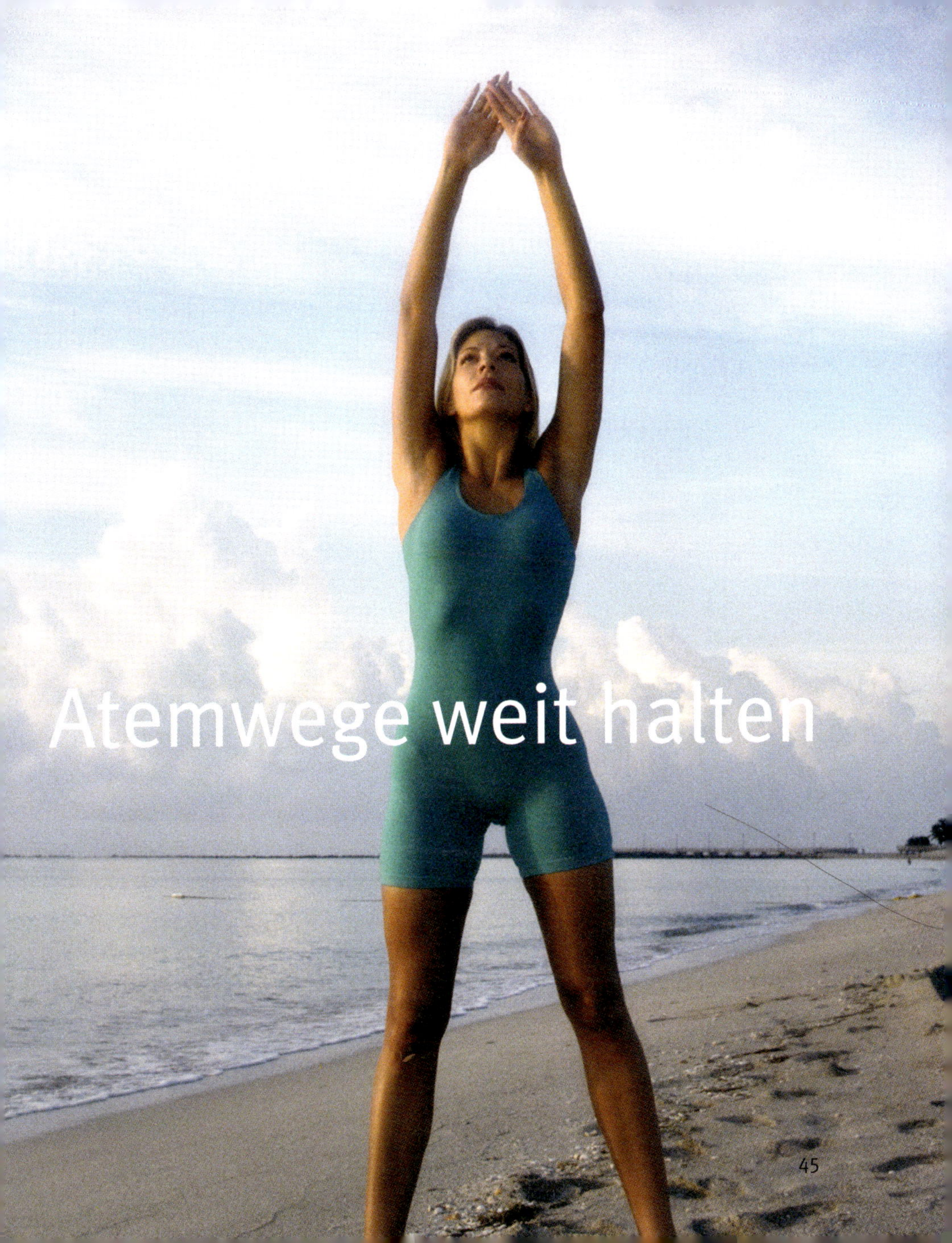

Atemwege weit halten

Ausatmung gegen Widerstand – die Lippenbremse

Wenn Sie ausatmen, wird das Volumen sowohl im Brustkorb als auch in der Lunge verkleinert. Und wenn die Lunge kleiner wird, verringert sich gleichzeitig der Querschnitt der Atemwege. Leiden Sie unter chronisch obstruktiven Lungenerkrankungen oder Asthma, entsteht genau an dieser Stelle ein Problem:

Bei zu schneller Ausatmung, wenn Sie also die Luft auspressen anstatt sie ausströmen zu lassen, werden die schon krankheitsbedingt verengten Atemwege noch enger. Die Luft kann also kaum ausgeatmet werden und im schlimmsten Fall kommt es zu einem Kollaps der Atemwege, der das Entweichen der Luft erheblich erschwert. Durch diesen Zustand kommt es zu einer Lungenüberblähung. Vielleicht fühlen Sie sich regelrecht „aufgepumpt“, der Brustkorb wird starr und eine effektive Atmung ist nicht mehr möglich.

Aber es gibt Abhilfe: Durch einfache atemtherapeutische Techniken können Sie die Ausatmung beeinflussen, indem Sie die „Lippenbremse“ einsetzen. Durch diese leicht zu lernende Technik verlangsamt sich die Ausatmung etwas und dem Druck im Brustkorb wird ein erhöhter Druck in den Atemwegen entgegensetzt. Der Druck in den Bronchien wird dadurch aufrecht erhalten.

Bei dieser Ausatemtechnik spricht man von einer Lippen- bzw. Ausatembremse.

Bei der „Lippenbremse“ wird durch die locker aufeinander liegenden Lippen ein Ausatemwiderstand aufgebaut. Die Luft kann nur langsam entwei-

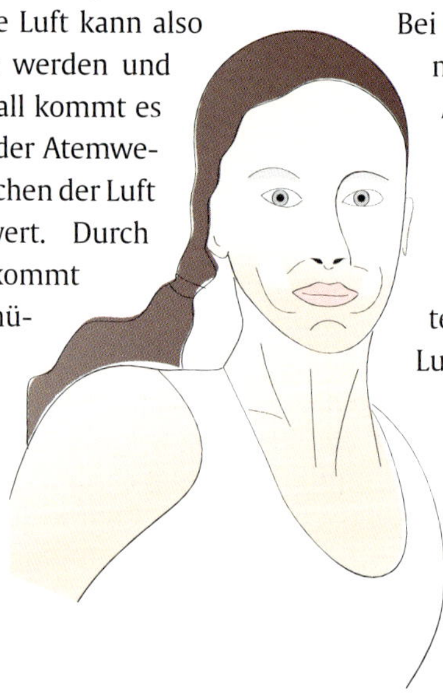

◀ Die Lippenbremse ist eine wichtige Technik, um die Ausatmung zu beeinflussen.

chen und strömt dabei leise durch die locker aufeinander liegenden Lippen – nicht Wangen – aus (siehe Abbildung Seite 46.). Mithilfe der Lippenbremse können Sie Ihre Atemwege länger offen halten. Die Ausatmung wird verlangsamt und dem Druck im Brustkorb ein erhöhter Druck in den Atemwegen entgegengesetzt, der die Bronchien offen hält.

TIPP

Lippenbremse

Die Lippenbremse wird bei Atemnot in Ruhe, während und nach Belastung angewendet. Sie wirkt einer Überblähung der Lunge entgegen, bzw. die Lippenbremse wird neben anderen Techniken zum Entblähen der Lunge eingesetzt.

Gähnendes Einatmen

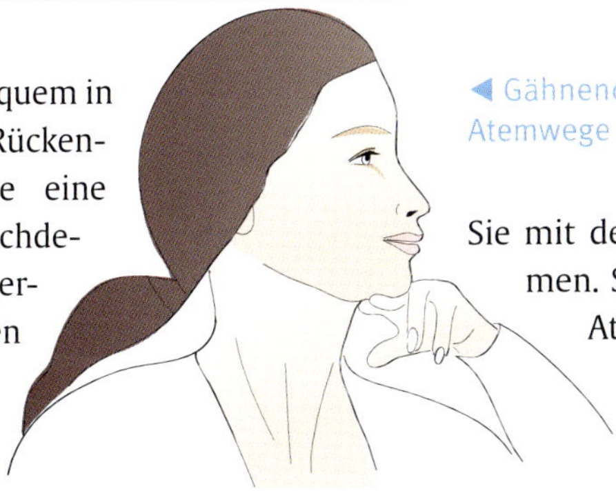

◀ Gähnendes Einatmen hilft, die Atemwege frei zu halten.

- Setzen Sie sich bequem in einen Stuhl mit Rückenlehne. Legen Sie eine Hand auf die Bauchdecke, mit den Fingerrücken der anderen Hand berühren sie die weiche Stelle unter dem Kinn.
- Provozieren Sie ein Gähnen, indem Sie die Zunge in den Mundboden legen, der Rachenraum wird weit und die weiche Stelle unter dem Kinn senkt sich auf die Fingerrücken. Versuchen Sie mit dem Gähnen einzuatmen. Setzen sie dann eine Atempause von 1–2 Sekunden.
- Atmen Sie durch die Lippenbremse aus.

Tipp: Wenn Sie das „Gähnen“ mit Handkontakt beherrschen, versuchen sie die Übung ohne Kontakt der Finger unter dem Kinn auszuführen.

Atemwege weit halten

Wichtig: Die Atemtechniken „Lippenbremse“ und „Gähnende Einatmung“ sind Selbsthilfetechniken um die Atemwege weit zu halten. Die Ausatemtechnik Lippenbremse können sowohl bei Atemnot in Ruhe aber ebenso während und nach Belastung anwenden. Sie sollten sie unbedingt einsetzen lernen.

Atemerleichternde Positionen

Der Sinn dieser atemerleichternden Stellungen ist, dass man das Gewicht des Schultergürtels von den Rippen nimmt. Denn immerhin müssen die Rippen bei der Einatmung mit den Armen und dem Schultergürtel ca. 8 bis 10 kg anheben.

Mithilfe dieser atemerleichternden Positionen kann sich die Rückenmuskulatur entspannen, und so werden durch die geringere Muskelarbeit von Arm-Schulter-Bereich und Rücken weniger Energie und somit weniger Sauerstoff verbraucht. Wenn der Schultergürtel z.B. durch Aufstützen fixiert wird, kann man zusätzlich Muskulatur für die Einatmung nutzen und andere Atemmuskeln entlasten. Darüber hinaus hat der Bauch Platz und die Atemhilfsmuskulatur kann optimal eingesetzt werden.

TIPP

Wie verhalten Sie sich, wenn Sie in Atemnot sind?

Wahrscheinlich stellen Sie jetzt fest, dass Sie in der Vergangenheit die eine oder andere atemerleichternde Position bereits „unbewusst“ angewendet haben. Nicht nur Atemwegserkrankte schaffen sich durch diese Positionen Erleichterung, sondern auch Spitzensportler stützen sich beispielsweise auf den Oberschenkeln auf, wenn Sie nach einer körperlichen Anstrengung außer Atem sind.

Wählen Sie aus den vorgeschlagenen Übungen diejenigen aus, die für sie angenehm sind und die Sie jederzeit dann durchführen können, wenn Sie in Atemnot kommen.

- Die atemerleichternden Positionen sind Entlastungspositionen, die Sie jederzeit anwenden können.
- Nehmen Sie in Atemnotsituationen eine atemerleichternde Position ein, atmen Sie durch die Nase ein und über die Lippenbremse aus.
- Halten Sie im Stand Ihre Knie leicht gebeugt, da sich so Ihr Bauch besser vorwölben kann (Lendenlordose) und die Belastung für die Wirbelsäule deutlich geringer ist als mit gestreckten Knien.
- Tragen Sie bequeme Kleidung damit der Bauch ausreichend Platz hat.

Kutschersitz

- Setzen Sie sich mit gegrätschten Beinen auf die Stuhlkante und stützen Sie sich mit den Unterarmen auf den Oberschenkeln ab.

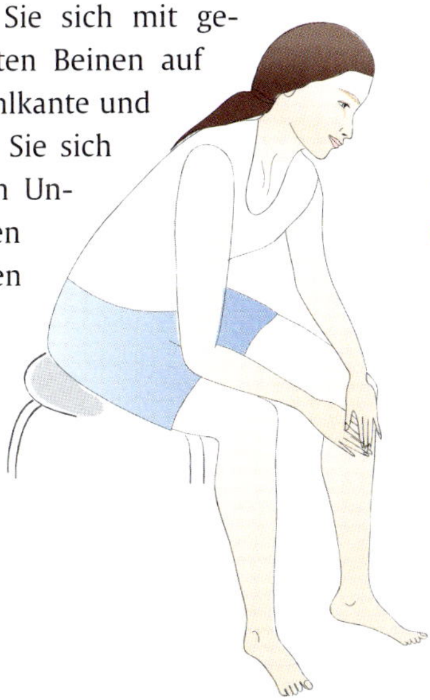

Sitz

- Lassen Sie sich in den Stuhl fallen, die Füße haben Bodenkontakt und die Arme liegen auf den Lehnen, wobei die Fingerspitzen nach innen zeigen.

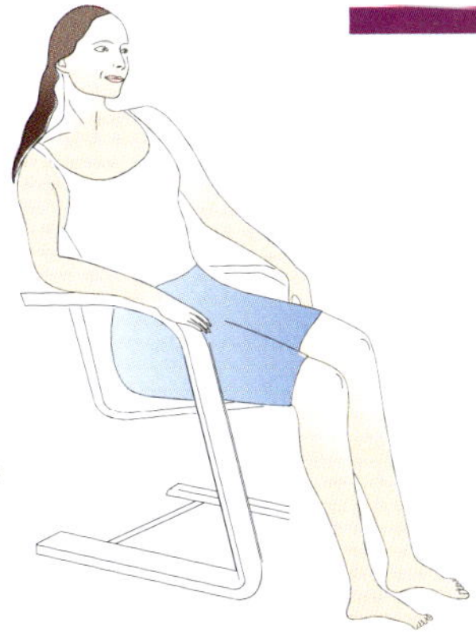

Torwart

- Stützen Sie sich mit den Händen auf die Oberschenkel, die Fingerspitzen zeigen dabei wieder nach innen und die Knie sind gebeugt.

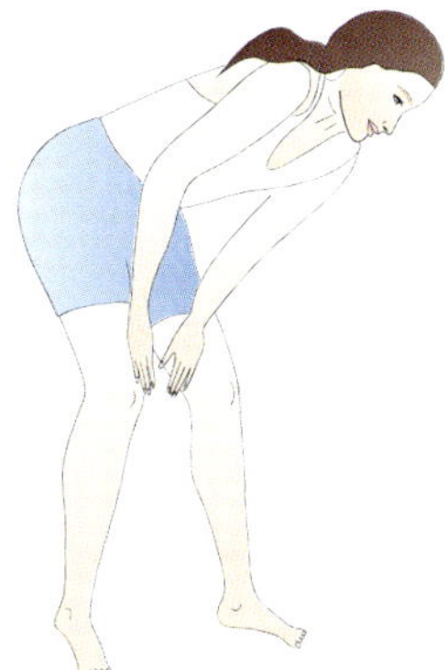

Geländer

- Stützen Sie sich mit den Unterarmen auf der Unterlage ab. Stehen Sie dabei in der Grätsche oder in Schrittstellung, mit dem vorderen Bein gebeugt.

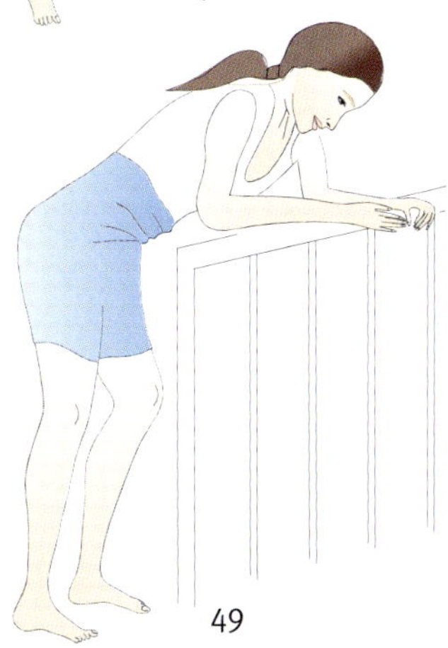

Atemwege weit halten

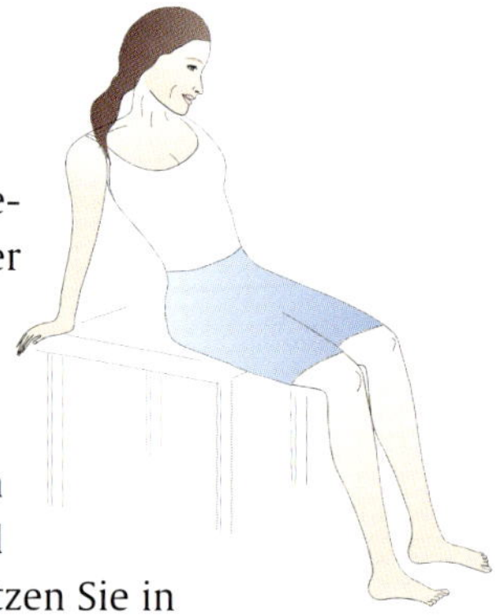

Handstütz rücklings

- Stützen Sie sich mit gestreckten Armen hinter dem Oberkörper ab.

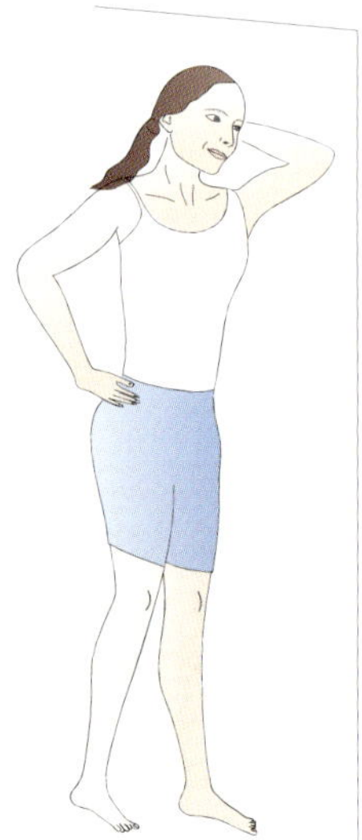

Lässiger Stand

- Lehnen Sie sich mit einem Ellbogen gegen die Wand und die andere Hand stützen Sie in die Hüfte.

Rund um den Husten

Der Husten ist ein sehr wichtiger Schutzmechanismus für die Atemwege. Die Hustenrezeptoren sitzen in der Schleimhaut im Kehlkopf, der Luftröhre und den großen Bronchien. Wirksam ist Husten nur in den oberen Luftwegen bis hinab zu den größeren Bronchien. Die Hustenrezeptoren melden dem Gehirn Reizung durch Schleim, Fremdkörper, Reizgase oder kalte Luft. Dadurch wird wiederum der Hustenreflex ausgelöst und Schleim oder andere Fremdkörper werden herausgeschleudert.

Das Problem dabei ist, dass beim Husten im Brustkorb ein sehr hoher Druck entsteht und entsprechend hoch ist auch der Druckanstieg in der Lunge. Für ein instabiles Bronchialsystem sind diese enormen Drücke aber gefährlich, denn die Atemwege können zugedrückt werden und fallen in sich zusammen. Außerdem werden durch die hohen Drücke die Gefäße im Brustkorb komprimiert und belasten dadurch das Herz-Kreislauf-System. Deshalb sollten Sie lernen Techniken anzuwenden, welche die Drücke reduzieren und die Atemwege offen halten.

Wirksame Hustentechniken

Bei so genanntem produktivem Husten wird der Husten durch das Sekret verursacht.

Bei unproduktivem Husten wird der Husten nicht durch Sekret, sondern durch Rauch, Gase oder Entzündungsvorgänge verursacht. Man spricht dabei von Reizhusten.

Gerade bei unproduktivem Husten sind die Techniken zur Hustenvermeidung besonders wichtig.

Hohen Druck vermeiden

Um zu hohe Drücke beim Husten zu vermeiden, sollten Sie versuchen, die Kraft aus dem Hustenvorgang „herauszunehmen" und ihn auf maximal drei Hustenstöße zu reduzieren, oder das Sekret mit lediglich einem Räuspern nach oben zu befördern.

- Sie atmen mäßig tief durch die Nase ein und mit der Lippenbremse atmen Sie zunächst aus, um dann das Sekret mit 1–3 Hustenstößen oder einem Räuspern herauszuschaffen.

MERKE

Hustentechniken

Durch Hustentechniken lassen sich die hohen Drücke beim Husten vermeiden und die Atemwege können offengehalten werden.

Durch körperliche Belastung kommt es zur Sekretlösung und somit zum vermehrten Abhusten. Der Mechanismus ist auf die vertieften Atemzüge zurückzuführen: Durch sie kommt es zur verstärkten Erweiterung und Verengung der Atemwege, wodurch sich Sekret von den Bronchialwänden ablöst.

Durch Anwendung von speziellen Therapiegeräten, wie den Flutter (VRP1) oder das RC-Cornet, kommt es ebenfalls zur Sekretlösung.

Die Durchblutung und Belüftung der Lunge hängt von der Schwerkraft ab. D.h., jede Lageveränderung des Körpers bringt eine veränderte Durchblutung und Belüftung mit sich, und hat zur Folge, dass mehr Sekret abgehustet werden kann.

Gedehnte Muskulatur und bewegliche Gelenke im Bereich des Brustkorbs sind Voraussetzung für vertiefte Atemzüge und somit auch, um Sekret zu mobilisieren.

Atemwege weit halten

Husten gegen Widerstand

- Um Sekret herausbefördern zu können, sollten die Atemwege offengehalten werden. Beim Husten entsteht dieses Offenhalten durch Husten gegen die locker geschlossenen Lippen oder die vor den Mund gehaltene Hand.

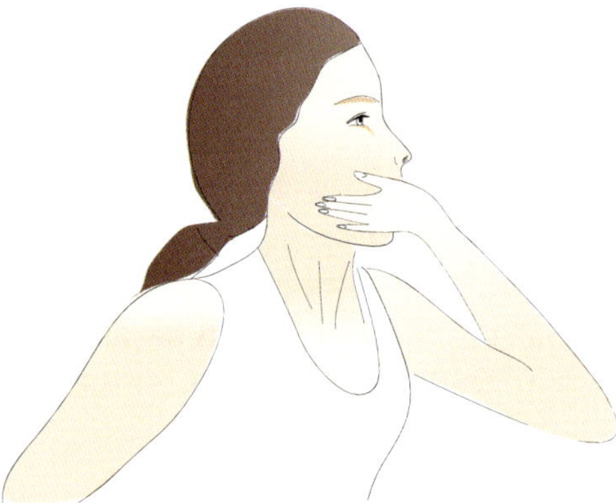

Technik zur Vermeidung eines Reizhustens

- Kutschersitz mit Bauchatmung (siehe Seite 49)
- Trinken Sie ein warmes Getränk oder schlucken Sie Ihren Speichel.

Atemtherapiegeräte zur Schleimlösung

Atemtherapiegeräte mit Ausatemstenose dienen der Sekretlösung, dem Weithalten der Atemwege und zum Training der Atemmuskulatur.

Außerdem werden, wie bei der Lippenbremse, die Atemwege offen gehalten und so der Bronchialkollaps vermieden. Die am häufigsten in der Praxis verwendeten Geräte sind:

- Flutter (VRP1).

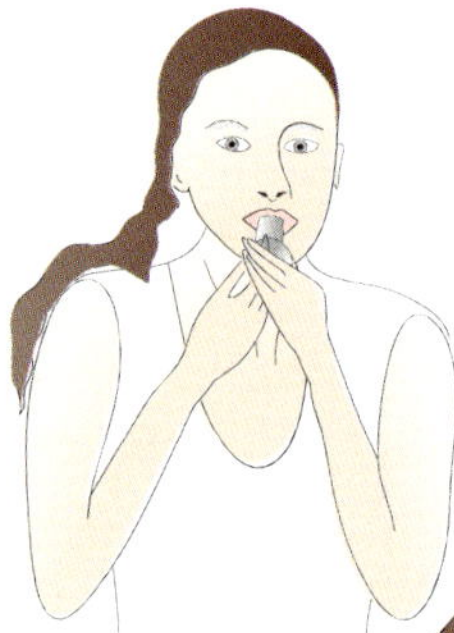

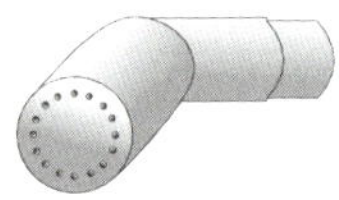

- PEP-System (positive expiratory pressue).

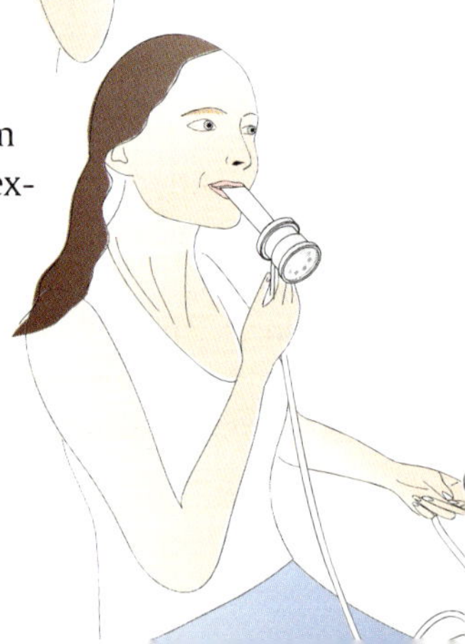

- RC Cornet (cornet = engl. Horn).

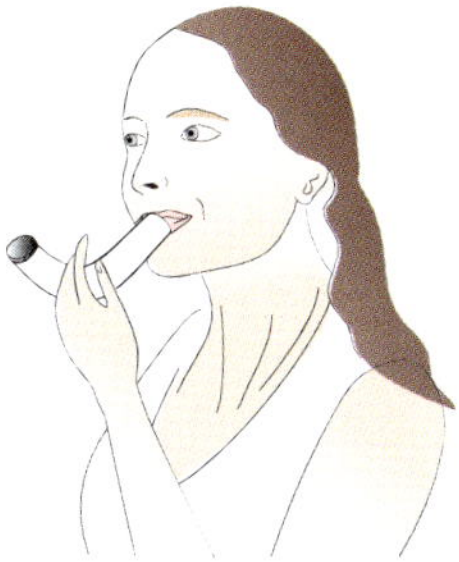

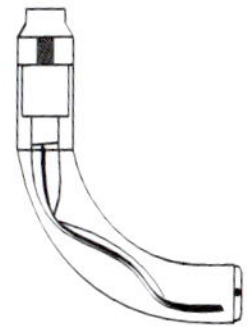

- Röhrchen (die Länge muss individuell und je nach Tagesform zugeschnitten werden)

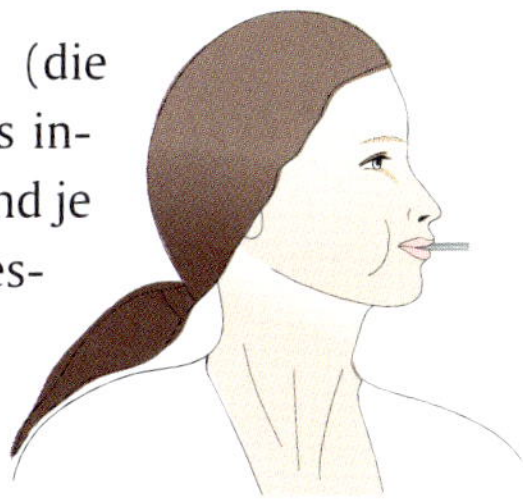

Autogene Drainage

Die autogene Drainage (AD) ist eine wirksame Selbsthilfetechnik, mit der Sie den Schleim auf schonende Art und ohne Fremdhilfe aus der Lunge entfernen können.

Wichtig: Das Erlernen der Technik erfordert viel Übung, Konzentration, Körperwahrnehmung und zu Beginn die Kontrolle durch einen Fachmann. Suchen Sie deshalb zum Erlernen der Technik eine/n Atemtherapeut/in auf.

Das Prinzip der AD ist einfach, sie beruht lediglich auf der physiologischen Atmung, da eine entspannte und vertiefte Atmung sich bereits positiv auf die Schleimlösung und den Schleimtransport auswirkt.

Daher benötigen Sie für die Autogene Drainage kein Gerät oder Medikament, sondern Sie nutzen dazu bestimmte Ausatemmanöver:

Nach einer langsamen, vertieften Einatmung folgt zunächst eine Atempause, nach der Sie bewusst verlängert ausatmen. Dabei atmen Sie zunächst passiv aus, um anschließend mit Hilfe der Ausatemmuskulatur weiter aktiv auszuatmen.

Wie kommt es zur Schleimlösung? Mit der Ein- und Ausatmung kommt es sowohl zur Verkleinerung als auch zur Vergrößerung des Durchmessers der Bronchien. So erweitern sich die Bronchien während der langsamen und vertieften Einatmung, so dass der Schleim an den Bronchialwänden nicht mehr anhaften kann; bei der Ausatmung verengen sich dagegen die Bronchien, und der Schleim

Atemwege weit halten

wird dadurch von den kleinen in die größeren Atemwege „gepresst".

Diese Schwankungen des Durchmessers bewirken sowohl die Schleimlösung als auch den Schleimtransport. Darüber hinaus kommt es durch die Ausatmung zu einer Luftströmung, die den Schleim in Richtung Mund „mitreisst".

Mithilfe der Autogenen Drainage wird der Schleim aus den kleinen Atemwegen in die größeren Atemwege befördert, angesammelt und kann dann durch ein wirklich schonendes Räuspern entfernt werden. Mit jedem Atemzug wird der Schleim etwas näher mundwärts bewegt.

MERKE

Autogene Drainage

Ziel der AD ist es also, den Schleim von den kleinsten Atemwegen nach oben in die großen Atemwege zu befördern und anzusammeln. Erst wenn der angesammelte Schleim dann als Rasseln zu hören ist, wird schonend abgehustet.

Übung

- In einer entspannten Ausgangsposition atmen Sie ruhig und vertieft durch die Nase (oder den Mund) ein. Legen Sie dabei eine Hand auf den Bauch und die andere Hand legen Sie auf das Brustbein. Wenn Sie möchten, schließen Sie die Augen und spüren Sie die Atembewegung von Bauch und Brustkorb nach.
- Nach der entspannten Einatmung legen Sie für 2–3 Sekunden eine Atempause ein, in der sich die Luft in der Lunge verteilen kann.
- Anschließend folgt die bewusst verlängerte Ausatmung: Lassen Sie die Luft durch die Lippenbremse zunächst ausströmen, und setzen im Anschluß die Ausatemmuskulatur für eine aktive Ausatmung ein.

Wichtig: Achten Sie darauf, dass Sie nicht zu früh aktiv ausatmen.

AD können Sie im Sitzen, in Rücken- oder Seitenlage durchführen. Voraussetzung zum Erlernen der AD sind Konzentration und Körperwahrnehmung sowie die Anleitung durch einen Fachmann.

Das Ausatmen betonen

Wie bereits beschrieben (siehe Seite 35), ist der Vorgang der Ruheatmung vergleichbar mit dem Aufpusten eines Luftballons: Bei der Einatmung wird durch Einsatz von Muskelkraft der Brustkorb angehoben und geweitet, die Lunge somit gedehnt und Luft eingesaugt. Bei der nachfolgenden Ausatmung dagegen, entleert sich die Lunge aufgrund der Vordehnung selbständig und ohne zusätzlichen Kraftaufwand. Da die Einatmung aktiv und die Ausatmung in Ruhe ohne Einsatz von Muskelkraft abläuft, dauert die Ausatmung beim Gesunden länger als die Einatmung.

Trotzdem kommt bei vielen Menschen die Ausatmung zu kurz. Hauptsächlich in Angst- und Stresssituationen wird der Atem häufig oberflächlich und flach und findet nur noch im oberen Teil des Brustkorbes statt.

Wird nicht genügend ausgeatmet, bedeutet dies, dass nicht genügend neue Luft und damit frischer Sauerstoff in die Lunge passt. Durch die vernachlässigte Ausatmung „pumpt" sich der Patient regelrecht auf, und die Lunge „überbläht" aufgrund der Luftansammlung. Langfristig besteht die Gefahr, dass sich der Brustkorb deformiert, starr und unbeweglich wird.

Darüber hinaus beeinflusst eine vernachlässigte Ausatmung den pH-Wert des Blutes negativ: Mit der Ausatmung wird das angefallene Kohlendioxid aus dem Körper herausgeschafft und somit der pH-Wert im Blut, bzw. die Balance zwischen Wohlfühl- und Stresshormonen, reguliert. Wird zu wenig ausgeatmet, können die Stresshormone nicht neutralisiert und die Wohlfühlhormone nicht angeregt werden.

Das bedeutet für Sie für die Praxis:

Betonen Sie die Ausatmung. Achten Sie jedoch darauf, bei der Ausatmung nicht zu pressen, sondern verlängern Sie den Ausatemstrom sanft. Die bewusste Ver-

Atemwege weit halten

längerung der Ausatmung verbessert ebenfalls die Kraft der Einatemmuskulatur. Die nachfolgenden Übungen zeigen, wie Sie die Einatemstellung möglichst lange beibehalten können. Ziel ist, die Ausatmung schonend zu verlängern.

Wichtig: Beachten Sie bei den nachfolgenden Übungen:

- Sie sollen zwar die Ausatmung verlängern, aber auf keinen Fall zu tief ausatmen oder pressen!
- Versuchen Sie in ihren Atemzyklus nach der Ausatmung eine kleine Atempause einzulegen.

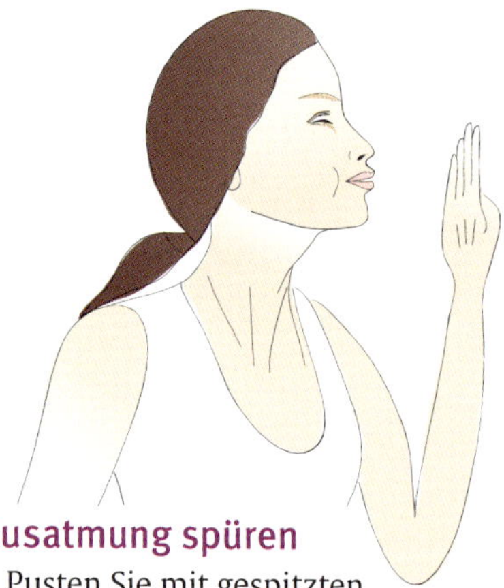

Ausatmung spüren

- Pusten Sie mit gespitzten Lippen die eigene Handfläche an und versuchen Sie, die Wärme nachzuspüren.

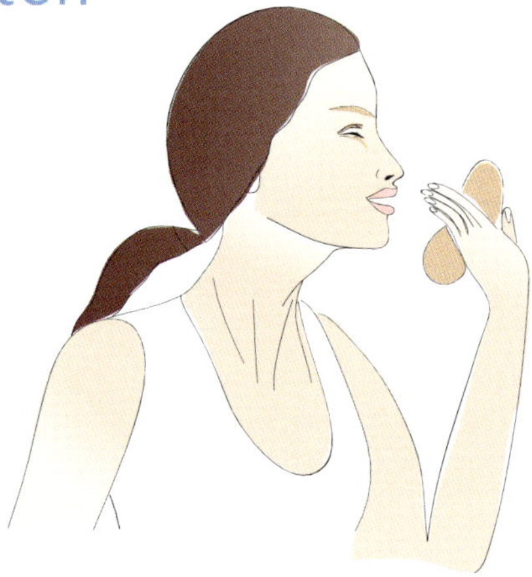

Ausatmung sehen

- Hauchen Sie den Spiegel sanft an.
- Versuchen Sie, die Watte mit einem gleichmäßigen, langsamen Ausatemstrom wegzupusten.

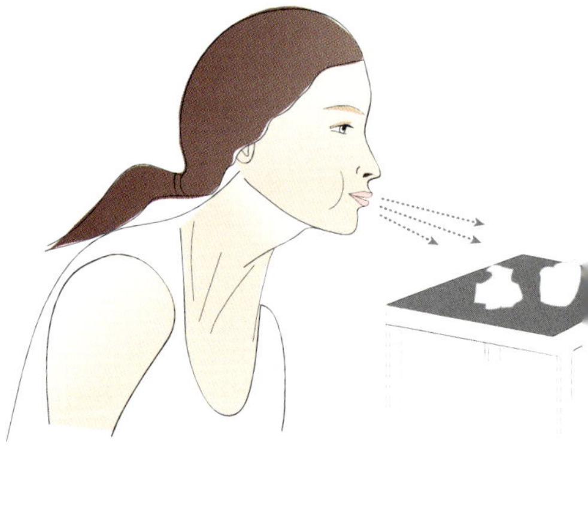

- Lassen Sie die Kerze mit einem gleichmäßigen Ausatemstrom flackern.

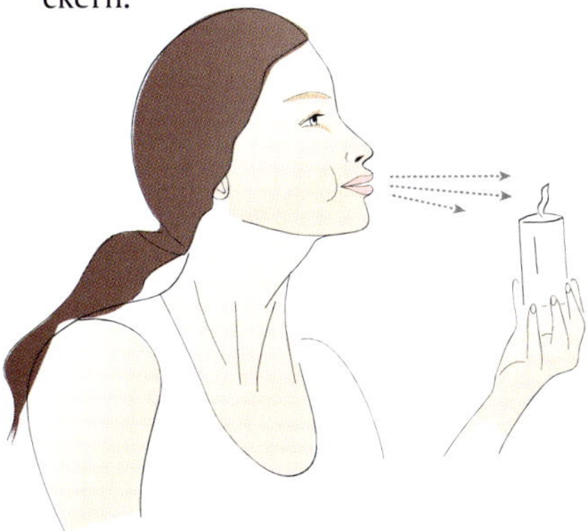

- Pusten Sie die Kerze so an, dass sie kaum flackert.
- Versuchen Sie, die Kerze aus verschiedenen Abständen anzupusten, sodass sie nur gering flackert.

- Pusten Sie das Seidentuch mit einer gleichmäßigen Ausatmung weg und halten es leicht in Schräglage.

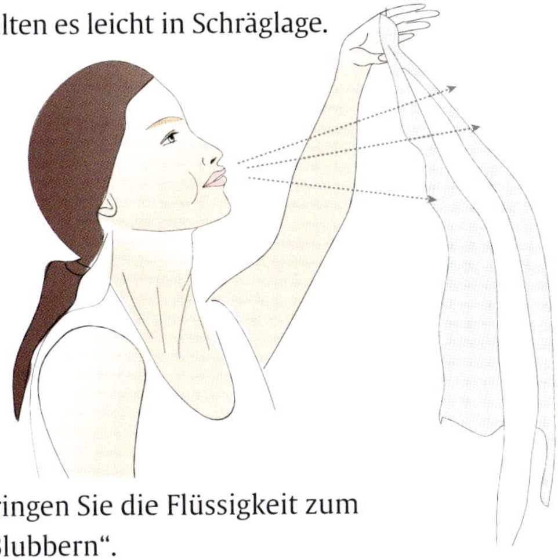

- Bringen Sie die Flüssigkeit zum „Blubbern".

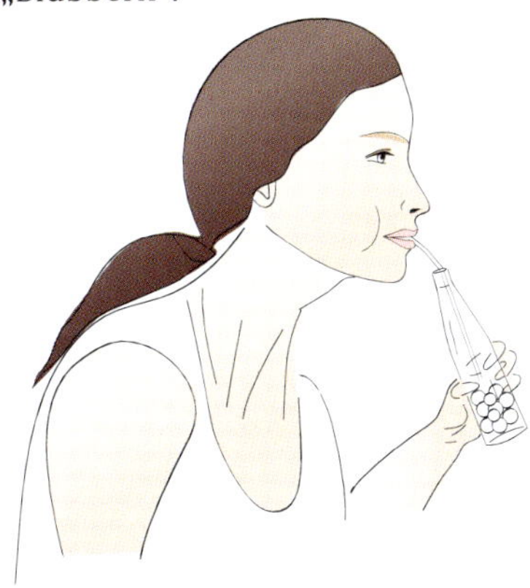

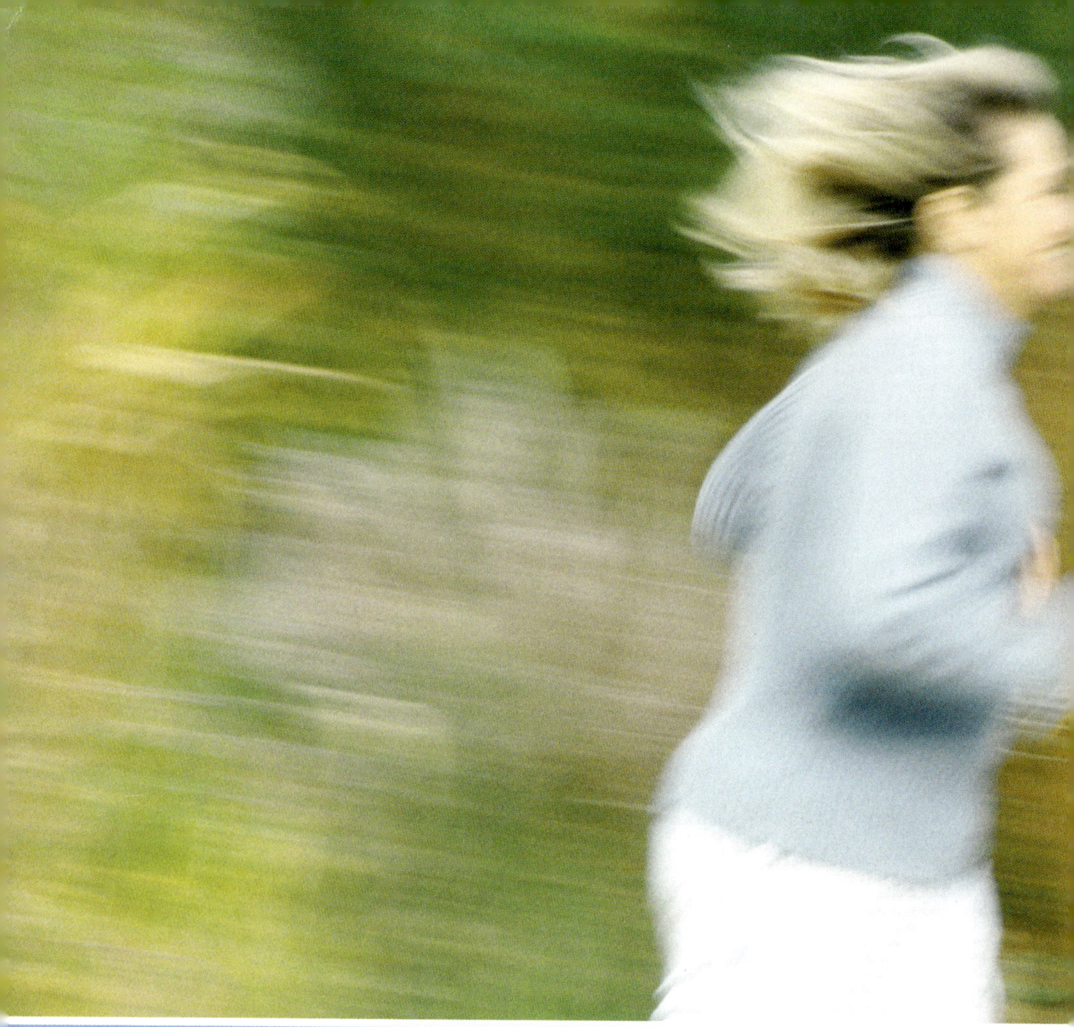

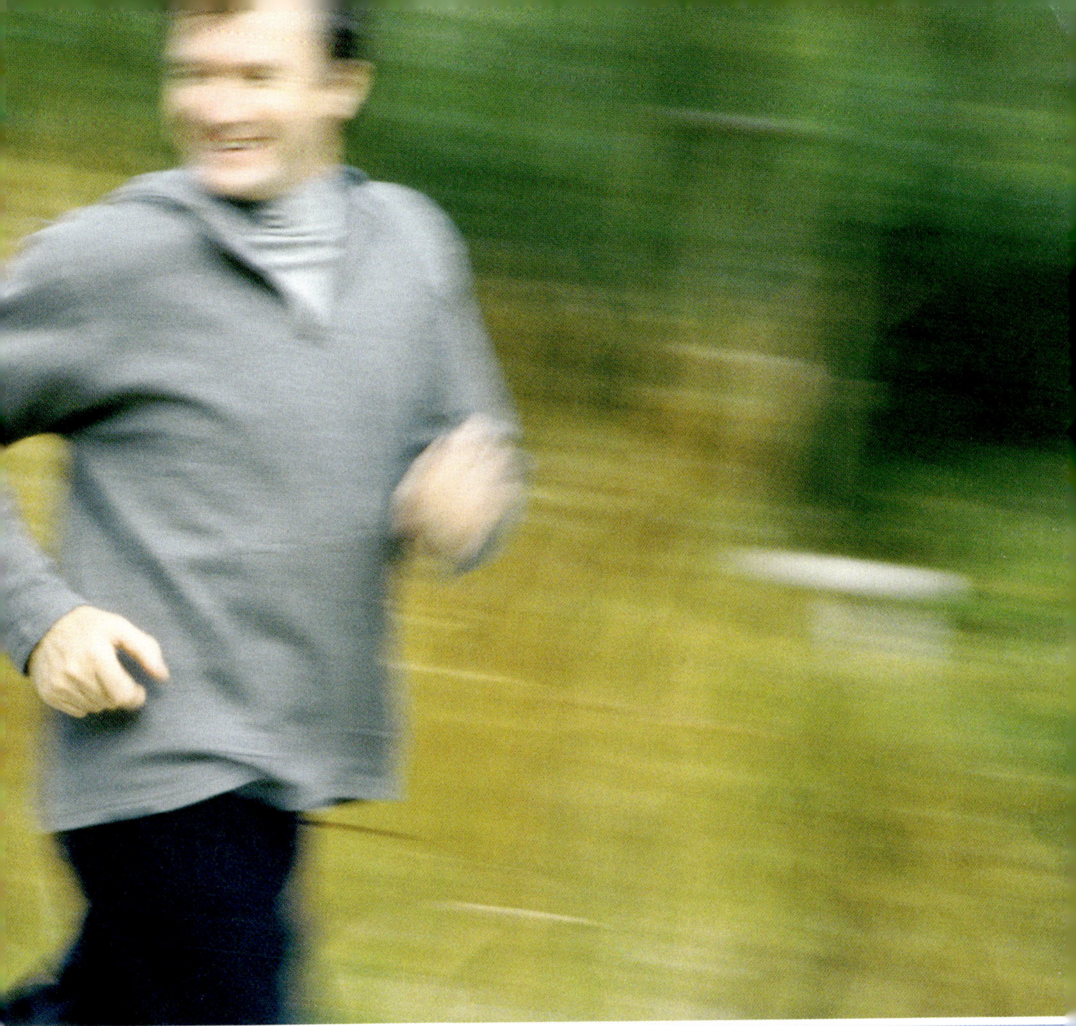

Körperliches Training

Teil 3

Mehr Bewegung

Bewegungs- und Sporttherapie

Eine Sporttherapie ist nur mit angepasster Atemtechnik sinnvoll. Bevor Sie mit körperlichem Training beginnen können, müssen Sie die grundlegenden Atemtechniken beherrschen (vgl. vorangegangene Kapitel). Dazu gehören: die Fähigkeit, die Atmung mit dem Bewegungsrhythmus zu koppeln, das Weithalten der Atemwege – unter anderem durch die Lippenbremse, Verhalten in Notfallsituationen und vieles andere.

Mehrere wissenschaftliche Studien belegen, dass regelmäßiges körperliches Training zur Erhaltung der Gesundheit beiträgt. Darüber hinaus sind folgende Effekte von Sport und körperlichem Training bei Patienten mit Atembeschwerden belegt:

Regelmäßiges Training führt zu einer Verringerung der Atemnot bei Belastung und zu einer Steigerung der körperlichen Belastbarkeit. Es stellt außerdem ein wirksames Mittel zur Krankheitsbewältigung dar.

Das bedeutet für Sie

- Mit einer regelmäßig durchgeführten Bewegungs- und Sporttherapie sind sie leistungsfähiger und Sie können Alltagsanforderungen besser bewältigen.

MERKE

Wirkungen der Sport- und Bewegungstherapie

- Verringerung der Atemnot
- Höhere Leistungsfähigkeit und damit bessere Alltagsbewältigung
- Steigerung der Kraftausdauer
- Schleimlösung und leichteres Abhusten
- Reduzierung der Überblähung
- Verbesserung der Brustkorbbeweglichkeit
- Herabsetzen der Infektanfälligkeit
- Steigerung der Lebensqualität durch aktive Teilnahme am Leben
- Risikosenkung bei der Entwicklung von Begleiterkrankungen (Osteoporose, Diabetes mellitus, Übergewicht)

- Darüber hinaus werden noch weitere Faktoren positiv beeinflusst. Denn Bewegungsmangel begünstigt die Entwicklung von so genannten „Zivilisationskrankheiten" wie Osteoporose, Bluthochdruck, Zuckerkrankheit, Übergewicht etc.
- Mit einem regelmäßig durchgeführten Sportprogramm können Sie der Entstehung dieser Begleiterkrankungen vorbeugen, längerfristig ihre Infektanfälligkeit absenken und körperliche Krisensituationen besser überstehen.

Nicht zu viel zumuten

An dieser Stelle möchten wir noch einmal darauf hinweisen, dass dieses Buch eine fachliche Anleitung für ein Kraft- und Ausdauertraining nicht ersetzen kann – Sie können die hier vorgeschlagenen Tipps und Übungen aber unterstützend bzw. ergänzend einsetzen. Wenn Sie bereits an einem körperlichen Trainingsprogramm in einer Rehaklinik oder einer Lungensportgruppe teilgenommen haben, werden Sie in der Lage sein, ein eigenständiges Trainingsprogramm durchzuführen. Das Buch soll Ihr Wissen darüber auffrischen.

Sind Sie allerdings „Neueinsteiger", dann sollten Sie mit einem systematischen körperlichen Training beginnen – anfangs nur unter fachlicher Anleitung und nach einer eingehenden Untersuchung durch Ihren Arzt. Erkundigen Sie sich nach Lungensportgruppen oder Physiotherapiepraxen mit Schwerpunkt Atemtherapie, die Ihnen auf ihr Krankheitsbild und ihren Leistungsstand entsprechende Trainingsempfehlungen erstellen.

Sporttherapie ist kein Hochleistungssport

Wenn von Bewegungs- oder Sporttherapie die Rede ist, sprechen wir nicht von Spitzen- oder Hochleistungssport: Sie sollen in der Sporttherapie nicht Höchstleistungen absolvieren oder Wettkämpfe bestreiten, sondern mithilfe der Sporttherapie ihre körperlichen Leistungsfähigkeit steigern, die Atemnot verringern und so wieder aktiv ihr Leben gestalten können.

Wichtig ist, dass Sie anhand der Sport- und Atemtherapie lernen, wie belastbar sie trotz der Erkrankung sind und sich

Mehr Bewegung

wieder zutrauen, sich körperlich zu belasten. Denn ihre Erkrankung und die Bewegungs- und Sporttherapie schließen sich keineswegs aus – ganz im Gegenteil.

Denn Sie kennen die Situationen: Vieles im Alltag wird als zu anstrengend empfunden, man ist schnell außer Atem, muss ständig Pause machen und zwangsläufig meidet man jegliche Anstrengung und wird so immer weniger belastbar. Diesen Teufelskreis müssen Sie durchbrechen!

Beachte: Körperliches Training ist bei allen Schweregraden der Erkrankung möglich – entscheidend dabei ist, dass Sie sich richtig und entsprechend ihrer individuellen Leistungsfähigkeit belasten!

MERKE

Das „ABC der Sporttherapie“

- Körperliches Training ist nur mit einer angepassten Atemtechnik sinnvoll.
- Wichtig ist ein behutsamer Einstieg in die Sport- und Bewegungstherapie – überfordern Sie sich nicht!
- Belasten Sie sich immer nur so stark, wie es ihre Tagesform zulässt: „Horchen Sie in sich hinein!“
- Halten Sie ihre Medikamente immer griffbereit!
- Wenn Sie ermüden, legen Sie eine Pause ein.
- Legen Sie feste Trainingszeiten für sich fest und bestimmen Sie den Inhalt vorher.
- Körperliche Anpassungserscheinungen treten bei regelmäßig durchgeführtem Training frühestens nach 4 bis 6 Wochen ein.
- Körperliche Anpassungserscheinungen können nur bei regelmäßigem Training erhalten bleiben.
- Mehrere kurze Übungseinheiten in der Woche sind effektiver als eine einzelne lange Einheit.
- Steigern Sie mit der Zeit zunächst den Umfang; erst später folgt eine Intensitätssteigerung.
- Sporttherapie ist kein Hochleistungssport, sondern das oberste Ziel ist dabei ihr Wohlergehen.
- Verzichten Sie bei einem akuten Infekt auf Sport.
- Haben Sie Geduld! Setzen Sie sich nicht unter einen unrealistischen Erfolgsdruck.

Atemnot und Kurzatmigkeit unterscheiden Atemnot haben Sie aufgrund ihrer Erkrankung – ein lungenspezifisches Problem. Kurzatmigkeit ist ausgelöst durch fehlende Fitness und mangelndes körperliches Training. Beide Ursachen lassen sich durch das Gefühl der Atemnot nicht trennen. Sie merken einfach nicht, ob es mehr die Krankheit oder der Trainingsmangel ist. Die Atemnot kann man jedoch durch angepasstes Training lindern – werden Sie aktiv!

Bevor die ersten Schweißperlen rollen ...

Bevor Sie überhaupt mit einer Trainingstherapie loslegen, sollten Sie eine eingehende Untersuchung bei Ihrem Arzt durchführen lassen. So lassen sich mit den Werten einer Spiroergometrie ihre Trainingsintensitäten bestimmen.

Sie müssen lernen, ihre Tagesform anhand eines so genannten Eigenbefundes (Wie fühle ich mich? Atemfrequenz? Enge/Weite der Atemwege, Wie viele Treppen schaffe ich heute? etc.) selbst einzuschätzen und das Trainingsprogramm darauf abzustimmen.

- Überprüfen Sie vor, während und nach den Übungen Ihre Werte anhand Peakflowmeter, Pulsoxymeter, Herzfrequenzmessung und der Borg-Skala (siehe Seite 63). Nur so bekommen Sie eine Vorstellung über Ihren gegenwärtigen Zustand, über die Beanspruchung, die Sie sich zumuten können und über den Leistungsfortschritt.
- Überprüfen Sie Ihre Medikamenteneinstellung – haben Sie beispielsweise vor der Belastung gesprüht?
- Haben Sie ihre Notfallmedikamente griffbereit? Beachten Sie besondere Umstände, z. B. bei Diabetes mellitus oder anderen Erkrankungen.
- Haben Sie vor Beginn der Übungen ausreichend viel getrunken?
- Niemals mit vollem Bauch üben. Denken Sie bitte daran: Ihre letzte große Mahlzeit sollte mindestens 2 Stunden zurückliegen.

Mehr Bewegung

Die richtige Belastungsdosis finden

Wenn Sie sich zu Hause körperlich betätigen möchten, ist es grundlegend, dass Sie sich nicht überlasten, sondern in der Lage sind, sich entsprechend ihres Leistungsniveaus zu belasten.

Wichtige Messwerte in der Steuerung der Trainingsintensität sind:

Peak-Flow-Messung

Peakflow-Werte zeigen die Weite/Enge ihrer Atemwege an und stellen bei Asthma und chronisch obstruktiver Bronchitis ein „Frühwarnsystem" dar. Das Gerät macht quasi eine so genannte kleine Lungenfunktionsmessung. D.h., anhand ihrer Peak-Flow-Werte sind Sie in der Lage, frühzeitig und angemessen auf eine Verschlechterung (z.B. Infekt) zu reagieren.

Ausführliche Informationen zur Peakflow-Messung, Handhabung und Dokumentation erhalten Sie bei Ihrem Arzt oder finden Sie in einer asthmaspezifischen Literatur.

Herzfrequenzmessung

Die Herzfrequenz zeigt die Belastung des Herz-Kreislauf-Systems an und kann manuell oder mit einem Pulsmesser gemessen werden.

Für ein systematisches Ausdauertraining bedarf es einer Untersuchung durch einen Arzt, anhand der Ergebnisse können die Herzfrequenzbereiche, innerhal derer Sie trainieren sollten, festgelegt werden. Optimal bei fortgeschrittener Erkrankung der Atmungsorgane ist allerdings die gleichzeitige Kontrolle der Sauerstoffsättigung (siehe unten)

Messung der Sauerstoffsättigung (teures Gerät)

Mit einem Sensor, der meistens am Finger angebracht wird, messen Sie den Sauerstoffgehalt im Blut. Über die Sauerstoffsättigung erhalten Sie Auskunft darüber, ob die Lunge ausreichend Sauerstoff liefern kann. Fällt die Sauerstoffsättigung während einer Belastung für längere Zeit unter 90%, so belasten Sie sich zu intensiv und müssen eine Pause machen. In diesem Fall, müssen Sie mit ihrem Arzt Rücksprache halten.

Skala zur Abschätzung vom Schweregrad der Atemnot

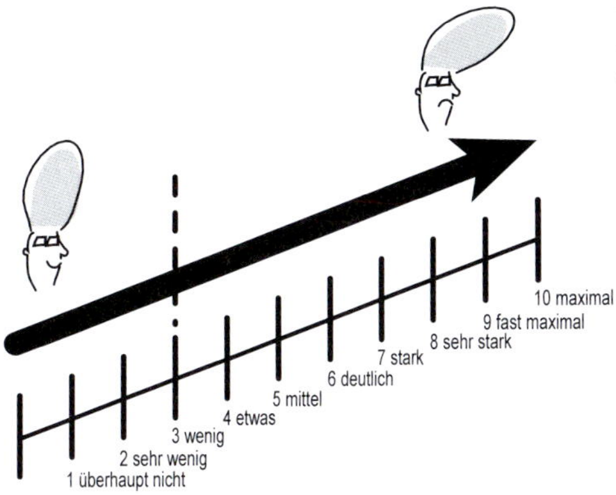

Die in der Handhabung einfache und geräteunabhängige Methode um ihren Belastungsgrad kontrollieren zu können, ist die Anwendung der so genannten Borg-Skala. Hierbei sind anhand eines so genannten „Eigenbefundes" ihre Körperwahrnehmung und Selbsteinschätzung gefragt: Mit der Borg-Skala schätzen Sie ihr subjektives Empfinden der Atemnot auf einer Skala von 0–10 ab. Denn Atemnot wird von jedem Menschen individuell empfunden und kann nicht wie die Herzfrequenz oder der Blutdruck gemessen werden.

Bei Anwendung der Borg-Skala schätzen Sie die aktuell von Ihnen empfundene Atemnot ein. Dabei entspricht der Wert „0" dem Empfinden von „gar keine Atemnot", und der Wert „10" einer „maximalen Atemnot". Wichtig für Sie zu beachten ist dabei, dass Sie während der Belastung den Wert „3" auf der Skala nicht überschreiten.

Allerdings ist eine gute Körperwahrnehmung sowie eine gewisse Übung eine Voraussetzung für den Umgang mit der Borg-Skala. Suchen Sie sich einen Arzt oder eine Lungensportgruppe, die Sie mit Hilfe von weiteren Kontrolldaten (Herzfrequenz, Sauerstoffsättigung) in der Benutzung der Borg-Skala anleiten.

Beachte: Achten Sie darauf, dass Sie während der Belastung den Wert „3" auf der Borg-Skala nicht überschreiten.

Mehr Bewegung

Asthma und körperliche Belastung – einige Besonderheiten

Sport hat bei Asthma dieselben positiven Effekte wie bei der chronischen Bronchitis und dem Lungenemphysem: Durch Kräftigung der Muskulatur und einem Training der Ausdauer wird eine Steigerung der körperlichen Leistungsfähigkeit erreicht. Allerdings gibt es bei Asthma und körperlicher Belastung eine Besonderheit: Körperliche Anstrengung kann eine Verengung der Atemwege verursachen und somit einen Asthmaanfall auslösen. Man spricht dabei von einem Anstrengungsasthma.

Trotzdem können Asthmatiker mit Anstrengungsasthma Sport betreiben. Vorausgesetzt, es werden vor jeder körperlichen Belastung vorbeugende Maßnahmen ergriffen und die körperliche Belastung dosiert und kontrolliert eingesetzt, dann profitieren Asthmatiker von den Therapieeffekten des Sports.

Die Ursache von Anstrengungsasthma ist eine Verstärkung der Atmung, die die Bronchialschleimhaut abkühlen lässt. D.h., Asthmatiker mit Anstrengungsasthma müssen Belastungsformen wählen, die keinen Anfall auslösen und sich rechtzeitig und vorbeugend medikamentös auf die körperliche Belastung einstellen.

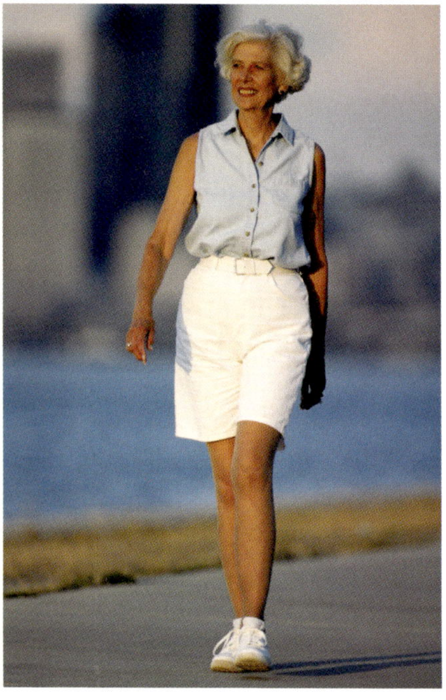

MERKE

Bei Asthma bitte unbedingt beachten

- Vor Beginn der Belastung sollten Sie eine Peak-Flow-Messung machen.
- Zur Vermeidung der Verkrampfung der Atemwege wenden Sie 15 Minuten vor der Belastung ihr Spray (kurz wirksames Betamimetikum) an.
- Halten Sie immer Ihre Notfall-Medikamente und das Peak-Flow-Meter griffbereit.
- Achten Sie auf die „Rahmenbedingungen“: Pollen, Staub, kalte Luft, große Höhen etc.
- Kontrollieren Sie vor dem Sport mit dem Peak-Flow-Meter die Stabilität ihrer Atemwege – treiben Sie nur bei stabilen Atemwegen (grüne Ampelzone) Sport. Kontrollieren Sie auch während und im Anschluss an die Belastung und dokumentieren Sie die Werte in ihrem Asthma-Tagebuch.
- Für Asthmatiker geeignete Sportarten sind (individuell gibt es dennoch Unterschiede): längerfristige Ausdauerbelastungen mit geringer Intensität (Wandern, Walking, Radfahren, Joggen); Schwimmen, Wassergymnastik in relativ warmem Wasser; Spiele mit Wechsel von Belastung und Entlastung. Vorsicht: nicht im Spieleifer überlasten.
- Für Asthmatiker ungeeignete Sportarten sind (individuell gibt es dennoch Unterschiede): lange Belastungen mit hoher Intensität; Sportarten in kalter und trockener Umgebung.
- Bei Anstrengungsasthma nimmt das Aufwärmen eine entscheidende Rolle ein:Durch ein angepasstes Aufwärmprogramm kann ein Anfallschutz für die nachfolgende Belastungsphase gewährleistet werden.

Sprechen Sie in diesem Fall mit ihrem Arzt und suchen Sie eine Lungensportgruppe auf.

Mehr Bewegung

Jedes Training beginnt mit dem Aufwärmen

Aufwärmen

Bevor Sie mit Ihren Übungen beginnen, sollten Sie sich ein kleines „geistiges und körperliches" Aufwärmprogramm von ca. 5-10 Minuten vornehmen: Sie bereiten damit ihre Körperfunktionen (Herz-Kreislauf- und Atmungssystem, Muskulatur etc.) auf die nachfolgende Belastung vor, Ihre Koordinationsfähigkeit wird erhöht, was zusätzlich der Vorbeugung von Verletzungen dient.

Darüber hinaus können Sie die Aufwärmphase nutzen, um sich geistig auf das nachfolgende Übungsprogramm einzustellen – damit Sie mit hoher Aufmerksamkeit und Konzentration die Übungen durchführen können.

Das Herz-Kreislauf-System in Schwung bringen

- Um in Schwung zu kommen, können Sie im Stand „auf der Stelle" gehen. Dabei schwingen Sie die Arme rhythmisch mit.
- Variieren Sie die Beinbewegung, indem Sie die Füße abrollen, platt aufsetzen, nur auf Zehenspitzen bzw. Fersen gehen usw.
- Sie können das Gehen „auf der Stelle" auch sitzend auf einem Stuhl durchführen. Koordinieren Sie die Bewegung mit ihrer Atmung.

Dehnungsübungen

Nachfolgend finden Sie Übungen zur Dehnung der Muskulatur – hauptsächlich der Schulter- und Nackenmuskulatur, die bei erhöhter Atemarbeit zu Verspannungen neigt, sowie der Beinmuskulatur, die im Alltag ständig eingesetzt wird. Halten Sie die Dehnposition jeweils ca. 15–20 Sekunden, 2-mal jede Seite.

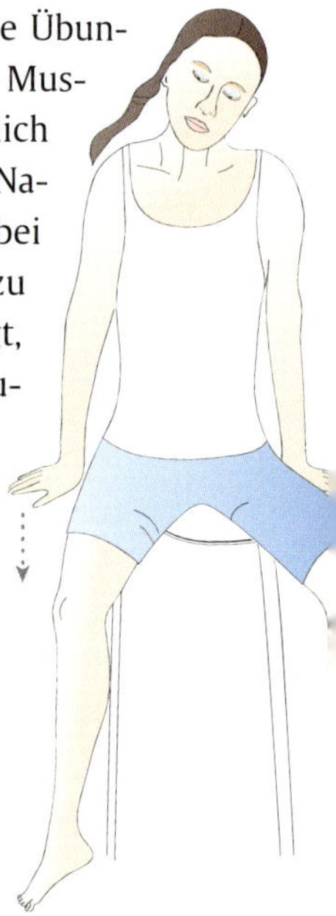

Seitliche Halsmuskulatur

- Setzen Sie sich aufrecht auf einen Stuhl oder Sitzball.
- Drücken Sie beide Handflächen und Schultern nach unten, und neigen Sie den Kopf auf die Seite. Achten Sie darauf, dass Sie die Schultern unten halten und gleichmäßig weiteratmen.

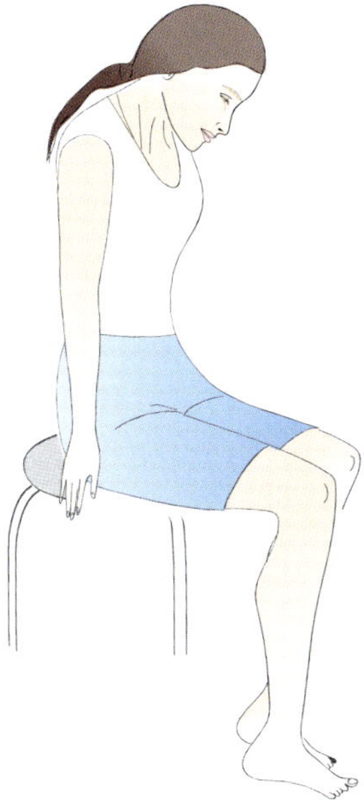

Nackenmuskulatur

- Setzen Sie sich aufrecht auf einen Stuhl oder Sitzball.
- Neigen Sie den Kopf nach vorne, indem Sie das Kinn auf die Brust absenken.
- Atmen Sie während der Übung gleichmäßig weiter.

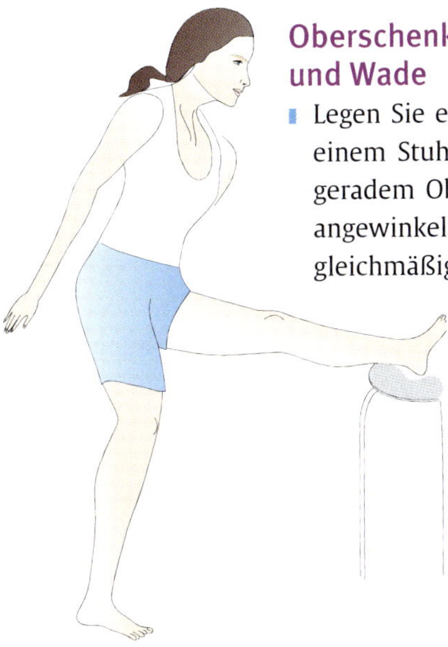

Oberschenkelrückseite und Wade

- Legen Sie ein Bein mit der Ferse auf einem Stuhl ab. Neigen Sie sich mit geradem Oberkörper über das leicht angewinkelte Bein. Atmen Sie dabei gleichmäßig weiter.
- Ziehen Sie jetzt die Fußspitze heran, damit die Wade ebenfalls mitgedehnt wird.

Mehr Bewegung

Den Brustkorb mobilisieren

Die Erkrankungen Asthma, chronische Bronchitis und Lungenemphysem sind oft durch einen langjährigen Krankheitsverlauf gekennzeichnet. Die erhöhte Atemarbeit und die Veränderungen der Atemwege beeinflussen die Haltung der Betroffenen. Langfristig kommt es zur Ausbildung eines Rundrückens im Brustwirbelsäulenbereich sowie zu einer Einschränkung der Beweglichkeit im Brustkorb und Wirbelsäulenbereich. Die Effektivität der Atmung ist aber abhängig von der Beweglichkeit des Brustkorbes. Dabei ist sowohl die maximale Ein- als auch Ausatemstellung entscheidend für die Atemkapazität.

Das wiederum bedeutet für die Praxis: Der Brustkorb muss beweglich gehalten werden, die Beweglichkeit eines starren Brustkorbes ist zu verbessern. Zu dehnen sind sowohl das knöcherne System – die kleinen Rippenwirbelgelenke – als auch die brustkorbumspannende Muskulatur.

Beachte: In weit fortgeschrittenem Osteoporosestadium sollten Sie mit ihrem Arzt besprechen, ob die Übungen für Sie geeignet sind.

Die nachfolgenden Übungen dienen der Mobilisation des Brustkorbs in alle Richtungen.

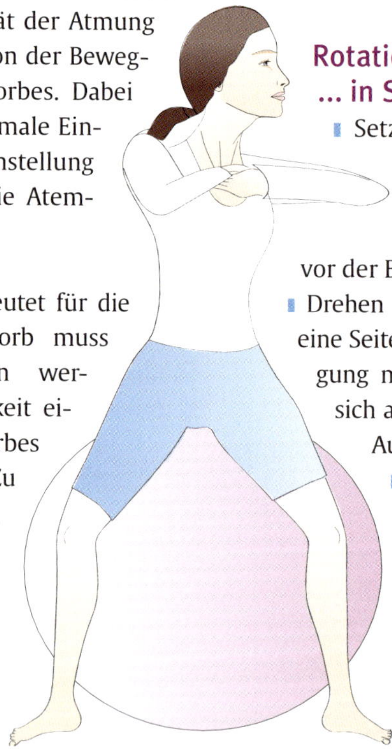

Rotation der Wirbelsäule ... in Sitzposition

- Setzen Sie sich aufrecht auf einen Sitzball oder einen Stuhl.
- Legen Sie die Hände vor der Brust übereinander.
- Drehen Sie den Oberkörper auf eine Seite und folgen Sie der Bewegung mit dem Kopf. Drehen Sie sich anschließend wieder in die Ausgangsposition zurück.
- Koordinieren Sie die Bewegung mit der Atmung.
- Wechseln Sie nun die Seite.

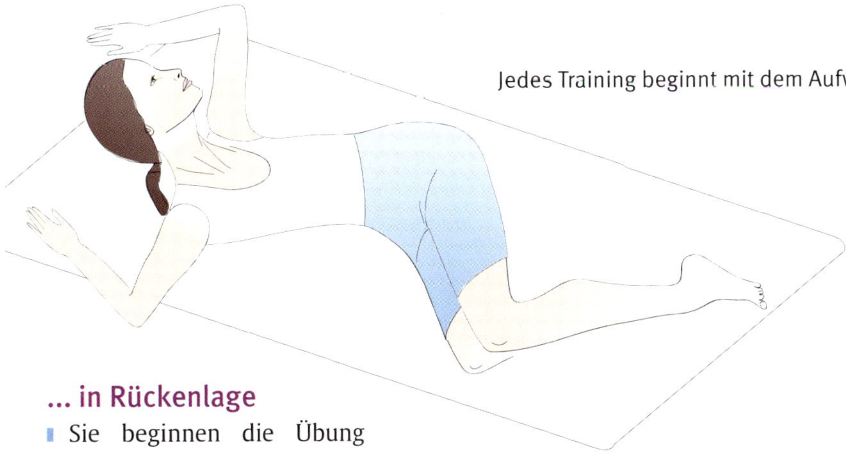

... in Rückenlage

- Sie beginnen die Übung in Seitenlage; die Arme sind angewinkelt und die Ellbogen liegen auf Schulterhöhe. Die Beine sind ca. 90° angewinkelt, wobei die Knie auf Hüfthöhe liegen.
- Der obere Arm wird im Bogen über den Kopf auf die andere Seite geführt, bis beide Schultern Bodenkontakt haben. Atmen Sie dabei ein.
- Wenn Sie den Arm nicht auf dem Boden ablegen können, unterlagern Sie ihn mit einem Kissen.
- Halten Sie die Position 3–5 Atemzüge lang, und beim Zurückdrehen des Oberkörpers atmen Sie aus.

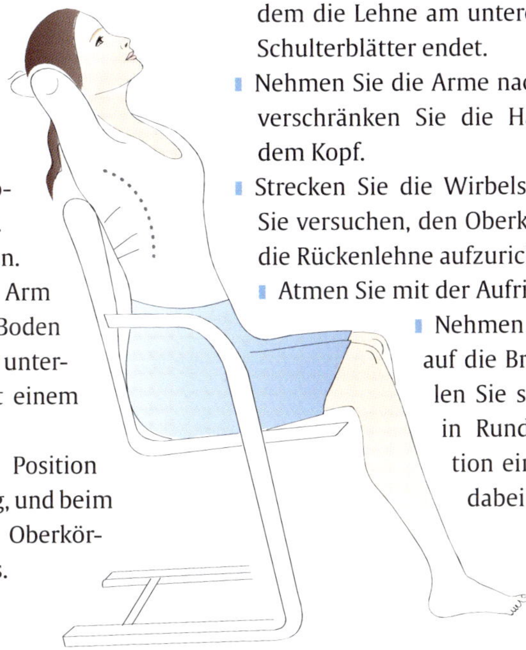

Strecken und Beugen der Wirbelsäule

Ausgangsposition auf dem Stuhl

- Setzen Sie sich auf einen Stuhl bei dem die Lehne am unteren Rand der Schulterblätter endet.
- Nehmen Sie die Arme nach oben und verschränken Sie die Hände hinter dem Kopf.
- Strecken Sie die Wirbelsäule, indem Sie versuchen, den Oberkörper gegen die Rückenlehne aufzurichten.
- Atmen Sie mit der Aufrichtung ein.
- Nehmen Sie das Kinn auf die Brust und rollen Sie sich langsam in Rundrückenposition ein, atmen Sie dabei aus.

Mehr Bewegung

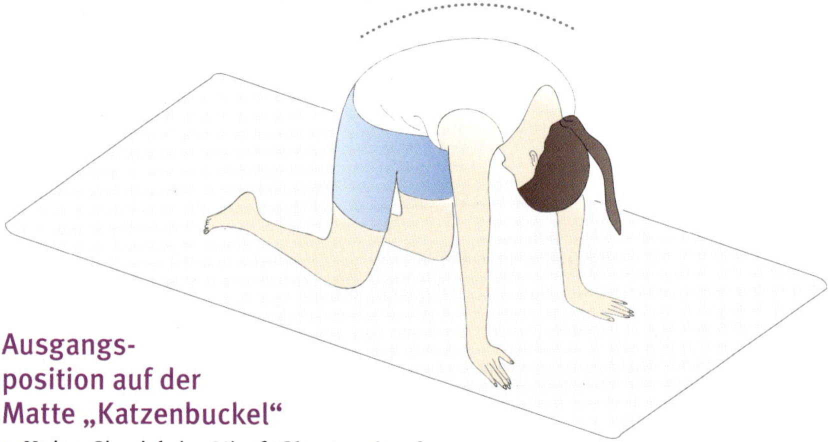

Ausgangsposition auf der Matte „Katzenbuckel“

- Knien Sie sich im Vierfüßlerstand auf die Matte.
- Leiten Sie die Bewegung ein, indem Sie das Kinn auf die Brust nehmen und drücken Sie sich in eine Rundrückenposition („Katzenbuckel“).
- Strecken Sie anschließend die Wirbelsäule, indem Sie die Hände so weit wie möglich nach vorne setzen und den Schultergürtel in Richtung Boden drücken.
- Halten Sie die jeweilige Position 3 bis 5 Atemzüge lang.

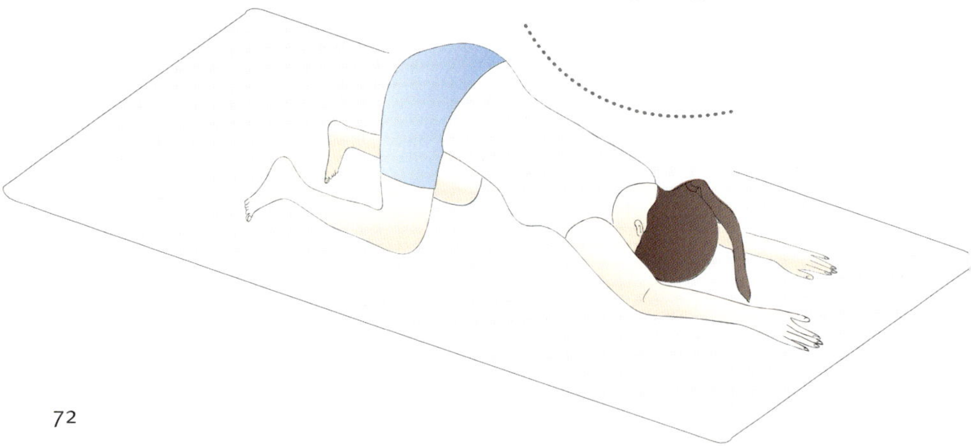

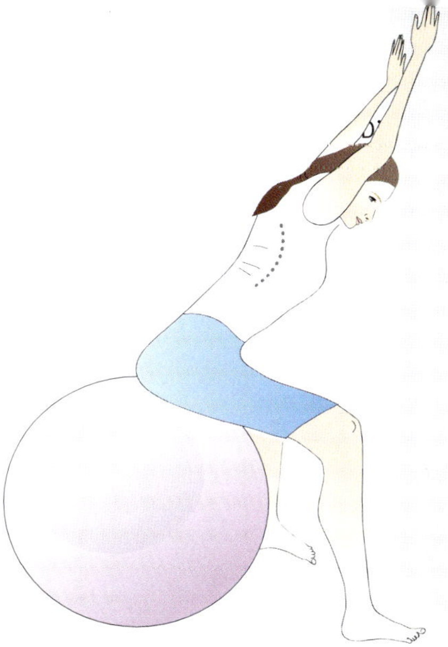

Streckung der Wirbelsäule an der Wand

- Setzen Sie sich auf den Sitzball oder einen Stuhl mit dem Gesicht in etwa einem Meter Abstand zur Wand.
- Nehmen Sie die Hände so weit wie möglich nach oben und stützen Sie sich mit den Handflächen an der Wand ab.
- Bringen Sie die Wirbelsäule in Streckung, indem Sie den Schultergürtel gegen die Wand drücken.

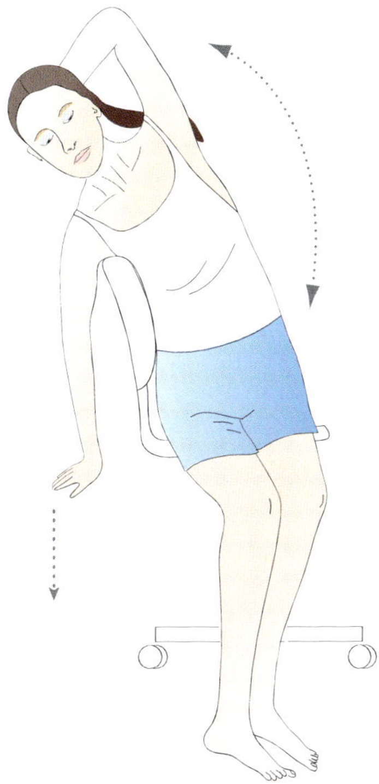

Seitneigung

Ausgangsposition im Sitz

- Setzen Sie sich seitlich auf einen Stuhl, dessen Lehne bis zur Mitte des Brustkorbs reicht.
- Lassen Sie einen Arm über die Lehne hängen, die Hand des anderen Armes nehmen Sie hinter den Kopf. Sie können die Übung auch ohne eine Stuhllehne durchführen.
- Neigen Sie den Oberkörper zur Seite der Stuhllehne und unterstützen Sie die Bewegung, indem Sie die Hand des gestreckten Armes in Richtung Boden drücken.
- Halten Sie die Position 3–5 Atemzüge lang und wechseln Sie dann die Seite.

Mehr Bewegung

Halbmond

Ausgangsposition in Rückenlage

- Legen Sie sich in Rückenlage auf die Matte, die Arme liegen gestreckt neben dem Körper.
- Führen Sie beide Beine nacheinander so weit wie möglich zur Seite. Achten Sie darauf, dass beide Beckenhälften am Boden bleiben.
- Neigen Sie den Oberkörper auf dieselbe Seite in dem Sie die Hand in Richtung Füße schieben.
- Sie können die Dehnung verstärken, indem Sie den Arm der gedehnten Seite über den Kopf legen.
- Halten Sie die Position 3–5 Atemzüge lang und wechseln Sie dann die Seite.

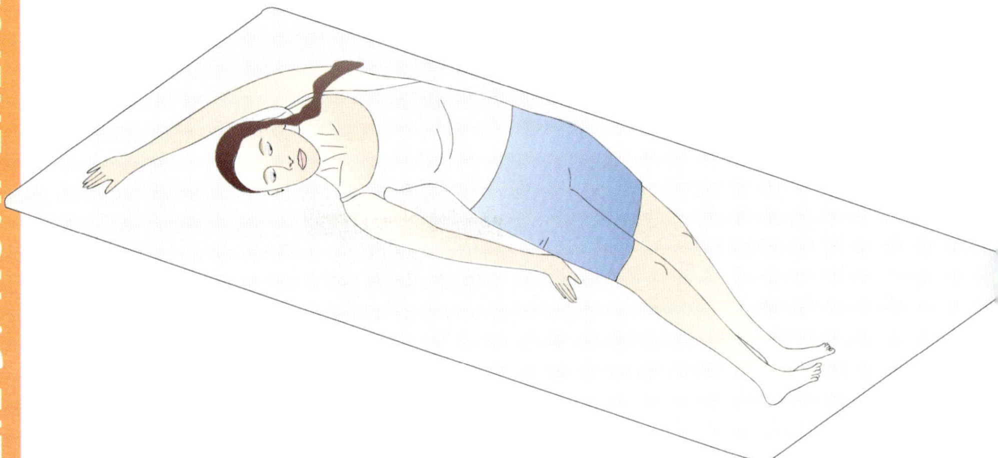

Haltung & Kräftigung

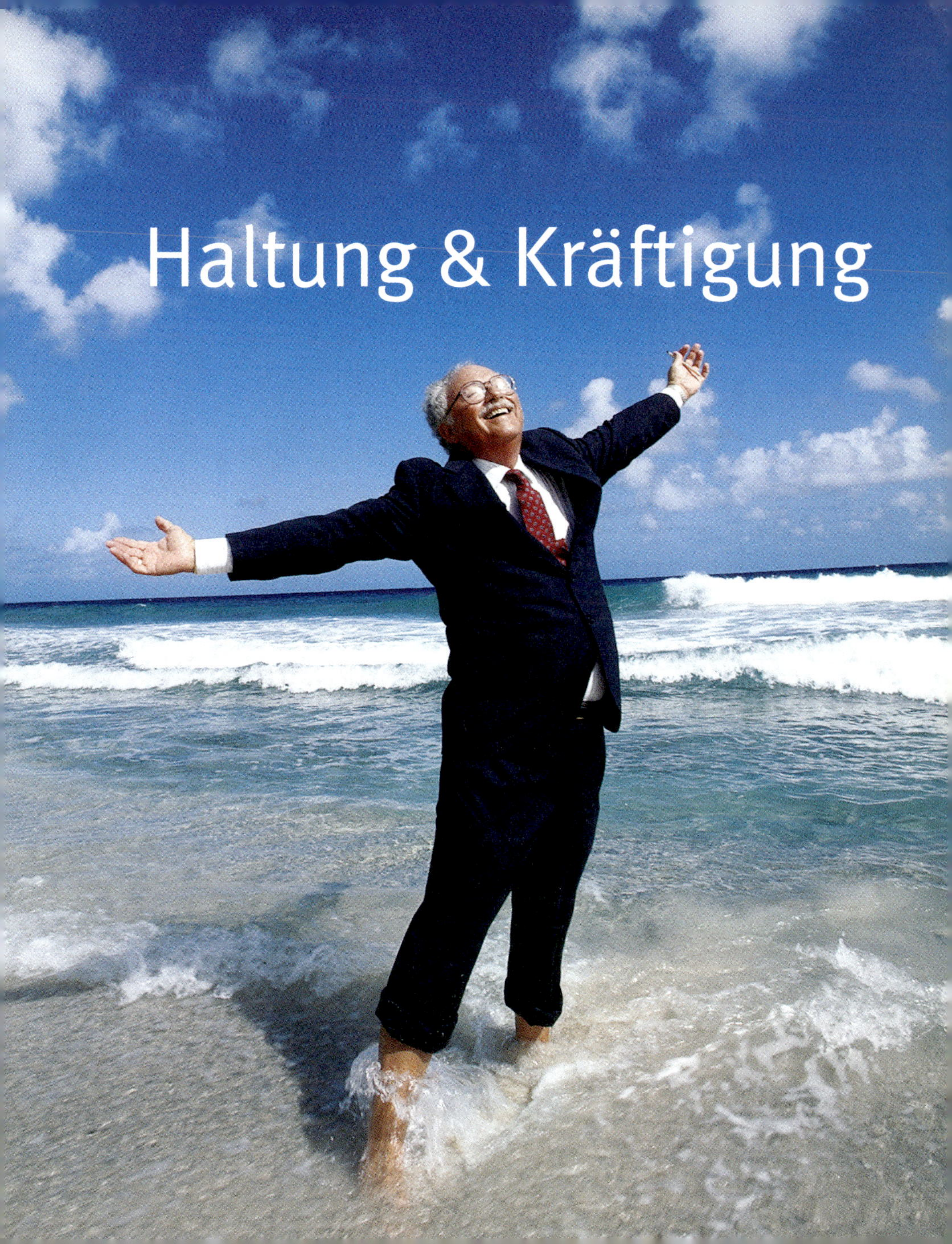

Haltung & Kräftigung

Aufrecht halten

Sich richtig und aufrecht zu halten ist in mehrerer Hinsicht von grundlegender Bedeutung: so liegen die Rückenleiden in der Gesamtbevölkerung in der Hitliste der Arbeitsunfähigkeitstage im vorderen Bereich. Meist sind eine schlechte Haltung und Bewegungsmangel dafür verantwortlich.

Neben den orthopädischen Problemen spielt die aufrechte Haltung jedoch hinsichtlich Erkrankungen der Atmungsorgane eine entscheidende Rolle: Haltung und Atmung hängen eng zusammen: eine Rundrückenposition bedeutet immer eine Einengung im Brustkorbbereich und daraus wiederum resultiert eine eingeschränkte Entfaltungsmöglichkeit der Lunge.

MERKE

Aufrechte Haltung

- Eine schlechte Haltung wirkt sich immer negativ auf die Atmung aus.
- Auch im Hinblick auf die Entwicklung einer Osteoporose ist es wichtig, eine aufrechte Haltung zu erarbeiten.
- Die aufrechte Körperhaltung ist auch die Ausgangsposition für die Übungen im nachfolgenden Kapitel.

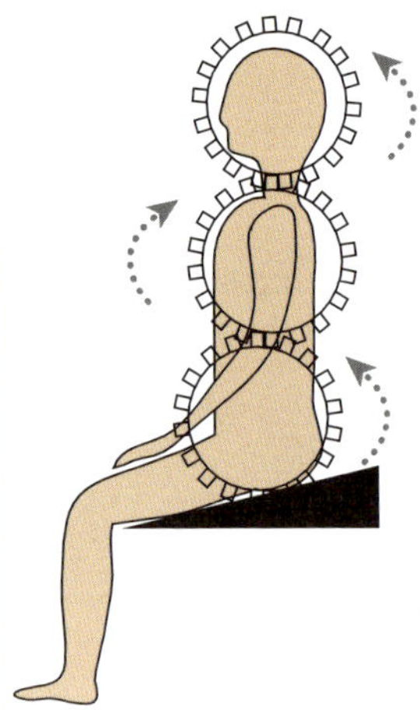

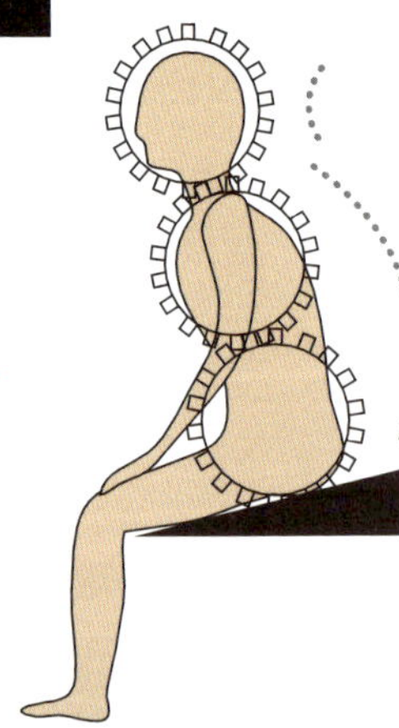

▶ Die richtige Beckenstellung korrigiert automatisch die Haltung des Körpers.

Das Becken beweglich halten

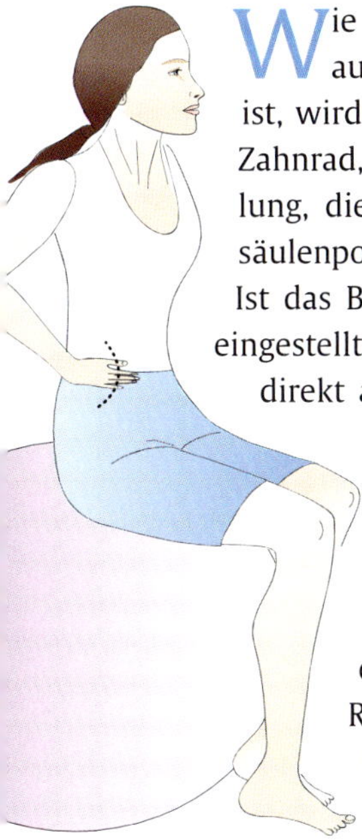

Wie in der Abbildung auf Seite 76 zu sehen ist, wird über das unterste Zahnrad, die Beckenstellung, die gesamte Wirbelsäulenposition gesteuert. Ist das Becken „ungünstig" eingestellt, wirkt sich das direkt auf die Brust- und Halswirbelsäule aus.

- Legen Sie die Hände seitlich an die Beckenkämme. Rollen Sie sich in die Rundrückenposition ein, indem Sie das Becken etwas nach hinten kippen („Beckenaufrichtung").
- Nehmen Sie dazu das Kinn auf die Brust, so wird die Rundrückenposition unterstützt.
- Kippen Sie dann das Becken nach vorne. Dadurch streckt sich die Wirbelsäule, Sie sitzen jetzt in aufrechter Position.
- Spüren Sie, wie Sie durch diese einfache Maßnahme die Wirbelsäulenposition über die Beckenstellung verändern können?
- Legen Sie eine Hand auf das Brustbein und wiederholen Sie die Beckenbewegung. Spüren Sie, wie sich mit der Beckenkippung nach hinten die Brustwirbelsäule einrollt? Und mit der Beckenkippung nach vorne die Brustwirbelsäule wieder aufrichtet?

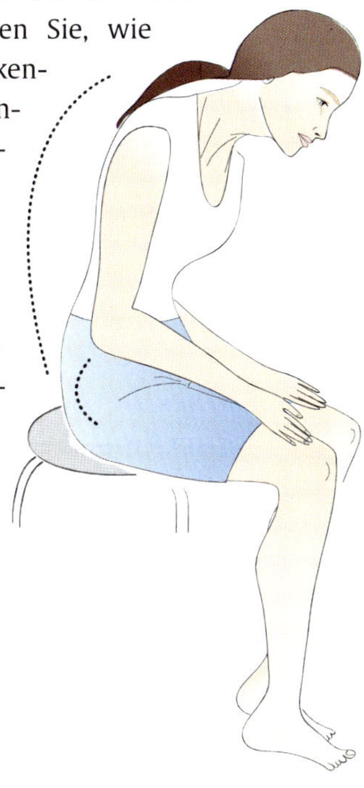

Haltung & Kräftigung

Kräftigung

Das Krafttraining spielt gemeinsam mit dem Ausdauertraining bei Erkrankungen der Atmungsorgane eine wichtige Rolle. Hauptsächlich bei bereits fortgeschrittener Krankheit gewinnt das Krafttraining an Bedeutung, da für diese Patienten ein allgemeines Ausdauertraining in Form von Radfahren nicht mehr oder nur eingeschränkt möglich ist.

Ein Training der Muskulatur hat zum Ziel, dass Sie Ihre Alltagsaktivitäten (z.B. Treppen steigen) besser bewältigen

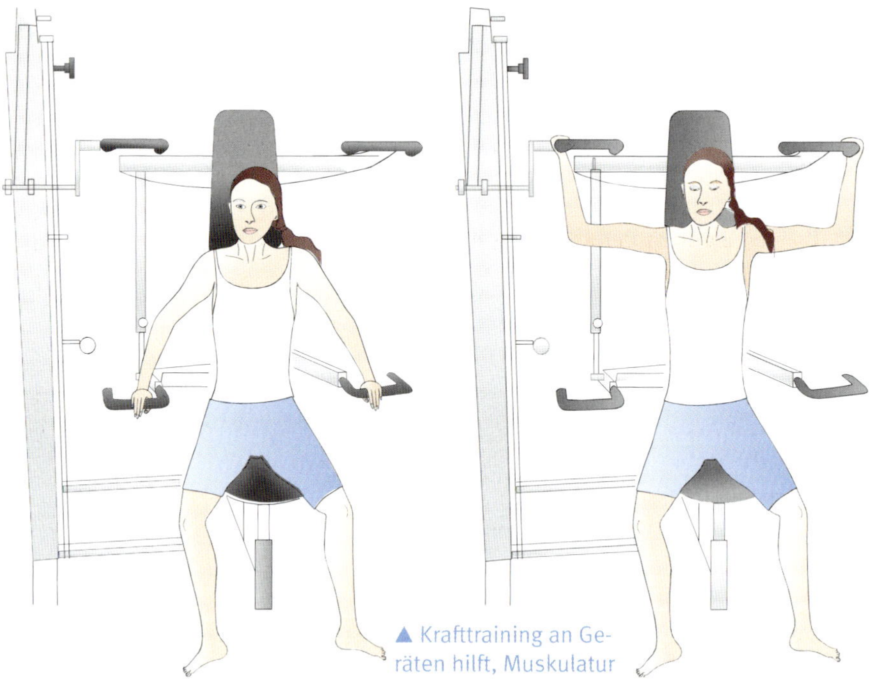

▲ Krafttraining an Geräten hilft, Muskulatur aufbauen.

TIPPS

Auf die Plätze, fertig, los

- Bevor Sie mit den Übungen beginnen, sollten Sie zunächst ein kleines Aufwärmprogramm absolvieren, um das Herz-Kreislauf-System anzuregen und die Muskulatur auf die nachfolgende Belastung vorzubereiten (siehe Seite 66).
- Planen Sie pro Woche mindestens 2 bis 3 Termine fest ein, an denen Sie Ihre Kräftigungsübungen machen.
- Stellen Sie sich für jede Einheit ein Programm aus verschiedenen Übungen zusammen und wiederholen Sie jede Übung ca. 15- bis 20-mal, davon 3 Serien.
- Dehnen Sie nach der Kräftigung die Muskeln, die beansprucht wurden.
- Kombinieren Sie die Atmung mit der Bewegung, finden Sie dabei Ihren individuellen Rhythmus. Atmen Sie dabei generell mit der Anstrengung aus. Vermeiden Sie unbedingt Pressatmung (siehe dazu unten).
- Sowohl bei den Hantelgewichten (als Ersatz auch Wasserflaschen möglich) als auch bei den Therabandwiderständen (unterschiedliche Farben kennzeichnen verschiedene Stärken) gibt es Unterschiede. Lassen Sie sich in einem Fachgeschäft beraten. Das Theraband sollte eine Länge von ca. 2m haben.
- Gestalten Sie die Pause zwischen den Übungen gemäß ihres eigenen Empfindens der Atemnot und unter Zuhilfenahme der Borg-Skala und evtl. eines Pulsoxymeters (siehe Seite 63).

können. Ein Training der Muskulatur hat darüber hinaus weitere positive Effekte wie die Stabilisation der Gelenke, eine Verringerung von Haltungsschwächen auch im Hinblick auf Osteoporose sowie einen Schutz vor Verletzungen.

Die nachfolgenden Übungen beinhalten in erster Linie die Kräftigung der Rumpf stabilisierenden Muskelgruppen inklusive Arm-Schulter-Bereich und der Beinmuskeln.

Achtung: Pressatmung!

Für ältere Menschen und speziell für Patienten mit Erkrankung der Atmungsorgane ist es im Alltag, in Atemnotsitua-

Haltung & Kräftigung

tionen und bei körperlichem Training grundlegend, eine Pressatmung zu vermeiden. Dabei lassen sich zwei Arten von Pressatmung unterscheiden:

Pressatmung beim Heben schwerer Gegenstände Man spricht zum einen von Preßatmung, wenn z.B. beim Heben eines schweren Gegenstandes die Luft angehalten und gleichzeitig die Muskulatur angespannt wird. Es handelt sich dabei um einen physiologischen Reflex, der bei jedem Menschen einsetzt und den Zweck erfüllt, der Muskulatur um Brustkorb und Wirbelsäule bei hohen Kraftbelastungen eine optimale Ausgangsposition und Stabilität zu verschaffen. Beim trainierten Gesunden führt dies zu keinerlei Problemen; jedoch bei älteren Menschen und bei Patienten mit Erkrankungen der Atmungsorgane werden die körperlichen Funktionen durch eine Pressatmung stark beeinträchtigt. Des Weiteren kann eine Druckerhöhung im Brustraum den Blutzufluß zum Herzen und damit die notwendige Herzfüllung behindern. Dies wird äußerlich durch stauungsbedingtes Anschwellen der Halsvenen und einer Rötung des Gesichts sichtbar. Die verschlechterte Kreislaufsituation kann nun die Versorgung der Organe mit Blut gefährden.

Pressatmung bei der Ausatmung Man spricht ebenfalls von Pressatmung, wenn anstatt einer passiven Ausatmung versucht wird, die Luft unter Einsatz der Muskulatur auszupressen und so die Gefahr besteht, dass die Atemwege kollabieren.

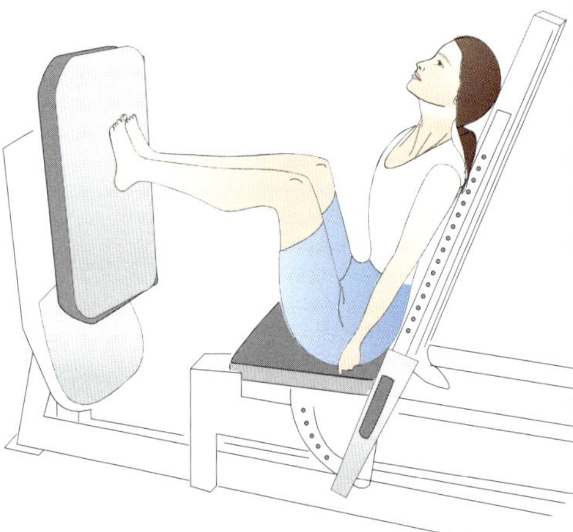

◀ Die Beinpresse trainiert die Bein- und Gesäßmuskulatur.

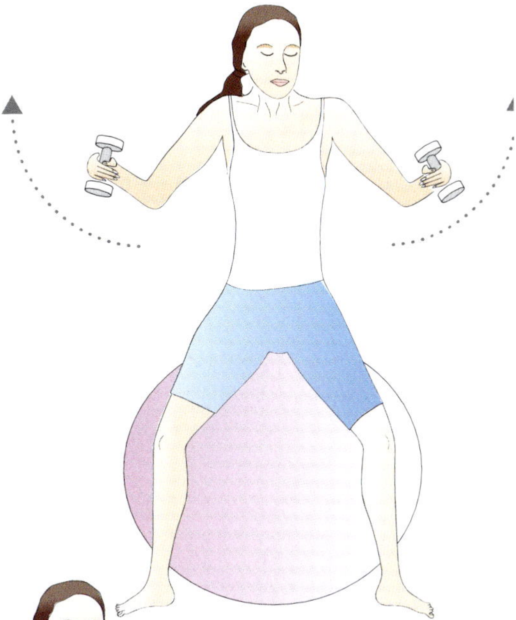

Wichtig: Beachten Sie im Alltag:

- Heben Sie schwere Gegenstände nur mit Einsatz der Lippenbremse.
- Wichtig bei der Ausatmung ist das langsame Abströmen lassen der Luft.
- Bei der Ausatmung nicht pressen, sondern unter Einsatz der Lippenbremse die Luft langsam ausströmen lassen.
- Versuchen Sie, einen Rhythmus von Atmung und Bewegung zu finden.

Das Übungprogramm

Angewinkelte Arme seitlich anheben – mit Hanteln

- Sie sitzen aufrecht auf dem Sitzball oder einem Stuhl. Die Arme sind 90° angewinkelt, in den Händen halten Sie die Hanteln.
- Führen Sie die gebeugten Arme bis auf Schulterhöhe, die Ellbogen bleiben 90° angewinkelt. Achten Sie darauf, dass Sie die Schultern dabei unten halten.
- Senken Sie die angewinkelten Arme an den Oberkörper.
- Koppeln Sie die Bewegung mit Ihrer Atmung.

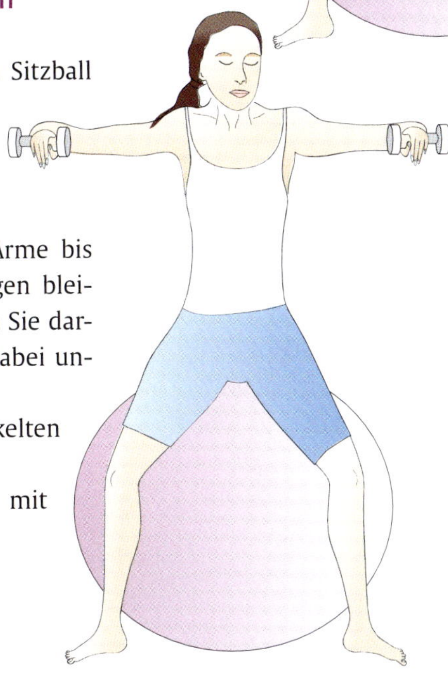

Haltung & Kräftigung

Gestreckte Arme gegen Bandwiderstand, Gewicht seitlich anheben

- Sie sitzen aufrecht auf dem Sitzball oder einem Stuhl, und sitzen dabei mittig auf dem Theraband. Die Hände greifen jeweils ein Therabandende.
- Führen Sie den gestreckten Arm über die Seite nach oben neben den Kopf.
- Senken Sie anschließend den Arm über die Seite ab. Koppeln Sie Ihre Atmung mit der Bewegung.
- Wechseln Sie dann die Seite.

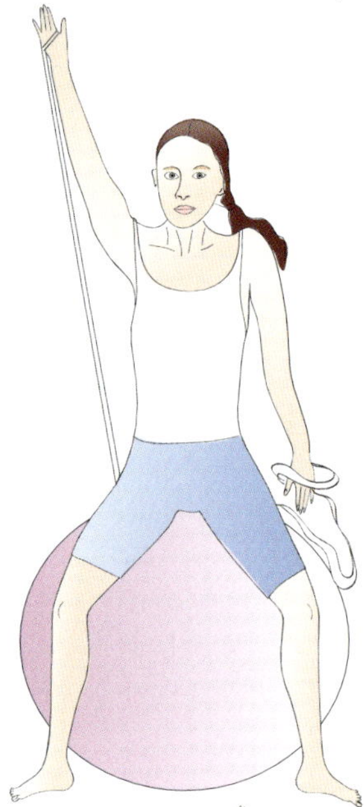

Beide Arme gleichzeitig

- Führen Sie beide Arme gleichzeitig über die Seite nach oben, und senken Sie die Arme im Atemrhythmus wieder ab.

Oberkörper zur Seite neigen

- Führen Sie beide Arme gleichzeitig nach oben, halten Sie die Spannung und neigen Sie den Oberkörper auf eine Seite. Atmen Sie in ihrem Atemrhythmus 2–3 Atemzüge lang. Arme absenken, kleine Pause.
- Wechseln Sie dann die Seite.

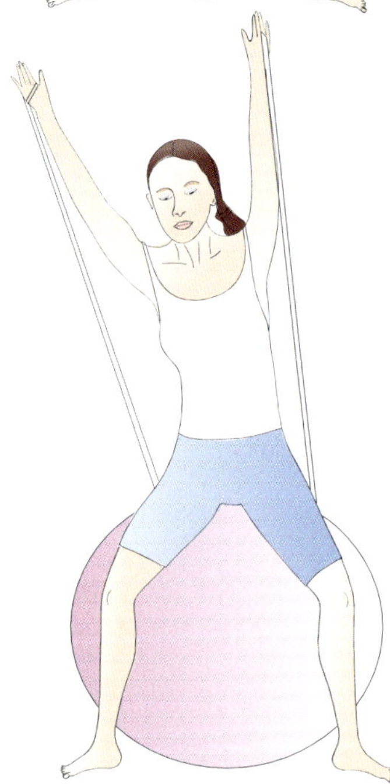

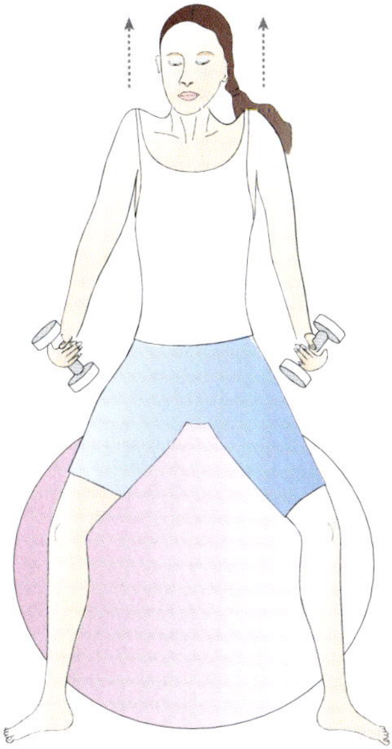

Schultern hochziehen

- Setzen Sie sich auf den Sitzball oder einen Stuhl und halten die Gewichte in den Händen.
- Bei dieser Übung sollen Sie ausnahmsweise die Schultern hochziehen. Sie dient der Kräftigung der Atemhilfsmuskulatur.
- Ziehen Sie die Schultern nach oben und atmen dabei ein, wenn Sie die Schultern senken, atmen Sie aus.

Schmetterling

- Sie sitzen auf dem Sitzball oder einem Stuhl.
- Die Arme sind 90° angewinkelt, halten Sie die Ellbogen auf Schulterhöhe. Die Hanteln haben Sie fest in den Händen.
- Führen Sie mit der Ausatmung die Unterarme vorne zusammen und öffnen Sie die Arme wieder mit der Einatmung. Achten Sie darauf, dass die Ellbogen auf Schulterhöhe bleiben.

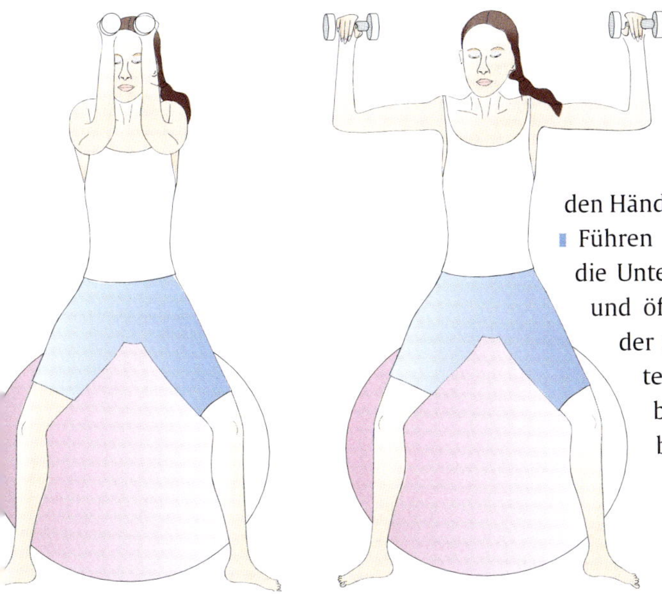

Haltung & Kräftigung

Diagonalzug

- Setzen Sie sich in aufrechter Haltung auf den Sitzball oder einen Stuhl.
- Mit dem linken Fuß fixieren Sie das eine Bandende am Boden und mit der rechten Hand greifen Sie das andere Bandende. Die rechte Hand liegt auf dem linken Knie.
- Führen Sie den rechten Arm gegen den Bandwiderstand nach rechts oben in Streckung. Drehen Sie den Oberkörper dabei nach rechts mit und schauen Sie ihrer rechten Hand nach.
- Führen Sie die Hand wieder in Ausgangsposition zurück und koppeln die Bewegung mit Ihrer Atmung.

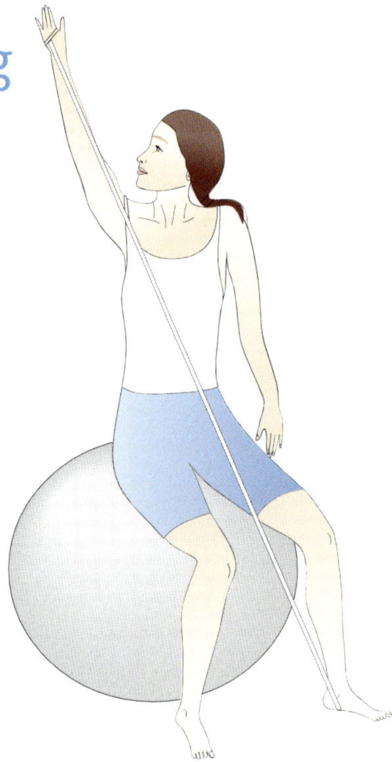

TIPP

Mit fixierten Theraband

Bei den nächsten Übungen müssen Sie das Theraband an der Wand in unterschiedlichen Höhen fixieren, sodass Sie jeweils rechts und links ein Bandende in der Hand halten.

Gerader Paralellzug

- Setzen Sie sich in aufrechter Haltung auf den Sitzball oder einen Stuhl mit dem Gesicht zur Therabandbefestigung. Fixieren Sie das Band an der Wand auf Brusthöhe, sodass Sie je ein Bandende mit der Hand greifen.
- Bringen Sie das Band auf Zug, indem Sie die Ellbogen nach hinten ziehen und die Schultern dabei zurücknehmen. Ziehen Sie die Ellbogen nur soweit nach hinten, dass sich ihre Hände neben dem Körper befinden.

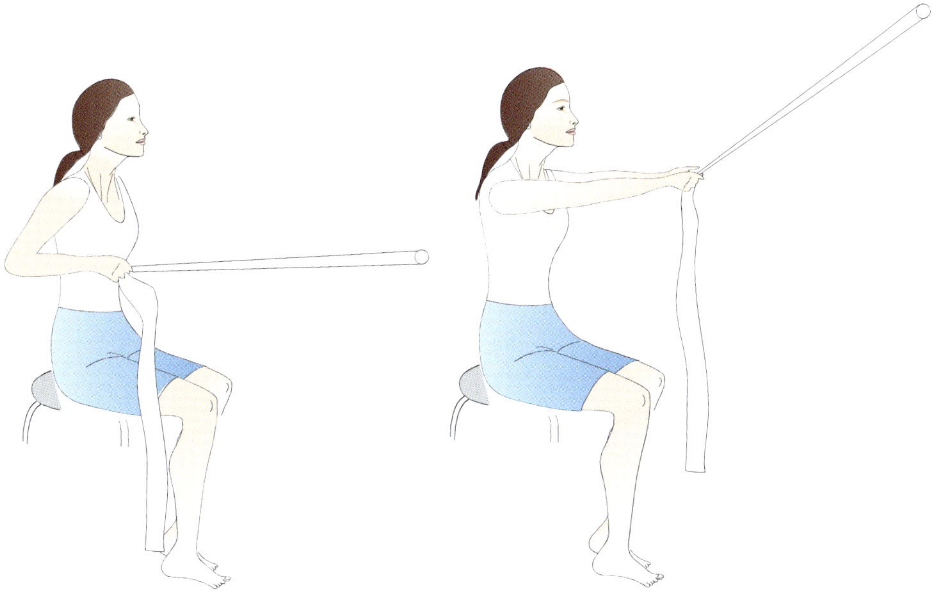

- Geben Sie mit der Bandspannung nach, indem Sie die Arme nach vorne in Streckung führen.
- Finden Sie Ihren Atemrhythmus.

Zug von oben

- Das Theraband wird bei dieser Übung in ca. 2 m Höhe befestigt. Sie greifen mit jeder Hand ein Bandende.
- Setzen Sie sich aufrecht mit dem Gesicht zur Therabandbefestigung.
- Führen Sie die gestreckten Arme gegen den Bandwiderstand von schräg oben nach unten auf Höhe des Beckens. Nehmen Sie dabei die Schultern mit zurück.
- Führen Sie die gestreckten Arme anschließend zurück in die Ausgangsposition nach schräg oben.

Haltung & Kräftigung

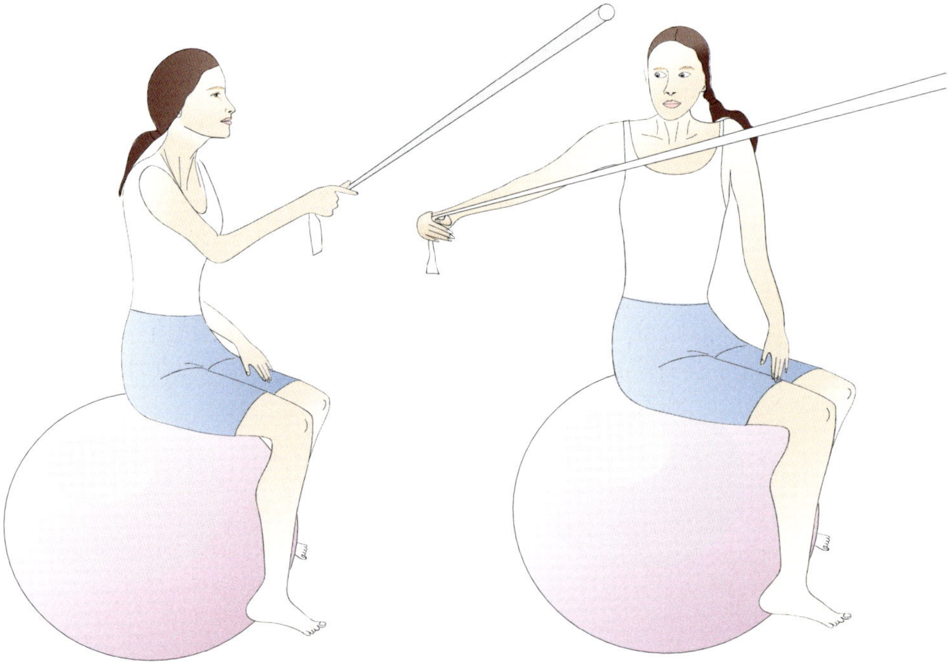

Drehung mit Zug von oben nach unten

- Das Theraband ist in ca. 2m Höhe befestigt. Sie greifen mit einer Hand beide Bandenden.
- Sie sitzen mit dem Gesicht zur Therabandbefestigung auf einem Sitzball oder Stuhl.
- Führen Sie die wandentfernte, rechte Hand gegen den Bandwiderstand von schräg oben nach hinten unten. Erweitern Sie das Bewegungsausmaß, indem Sie den Oberkörper und Kopf mit nach rechts drehen. Schauen Sie als Anhaltspunkt ihrer Hand nach.
- Lösen Sie die Position auf und drehen sich zurück in Ausgangsposition.
- Finden Sie Ihren Atemrhythmus.

„Kniebeuge“

- Stellen Sie sich an ein Geländer oder eine Wand, wo Sie sich festhalten können.
- Die Beine sind hüftbreit auseinander, wobei die Fußspitzen nach vorne schauen.
- Stellen Sie sich vor, Sie setzen sich auf einen Stuhl: beugen Sie die Knie und senken Sie das Gesäß ab. Beugen Sie die Knie bis max. 100°.
- Achten Sie darauf, dass Sie die Knie nicht über die Zehenspitzen schieben, sondern das Gesäß nach hinten absenken.
- Führen Sie die Bewegung langsam und kontrolliert durch.
- Atmen Sie jeweils bei der Belastung aus, d.h. die Ausatmung erfolgt beim „Absitzen“ und beim Aufrichten.

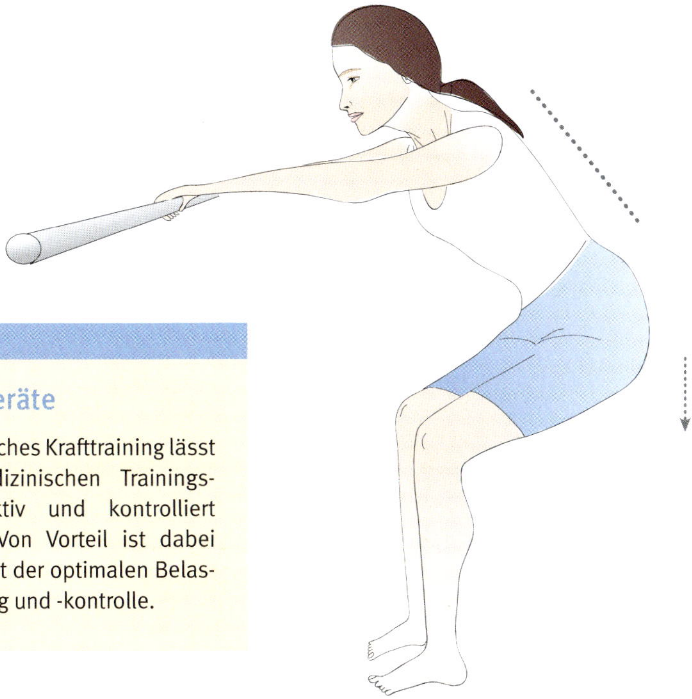

MEKRE

Trainingsgeräte

Ein systematisches Krafttraining lässt sich an medizinischen Trainingsgeräten effektiv und kontrolliert durchführen. Von Vorteil ist dabei die Möglichkeit der optimalen Belastungssteuerung und -kontrolle.

Ausdauertraining

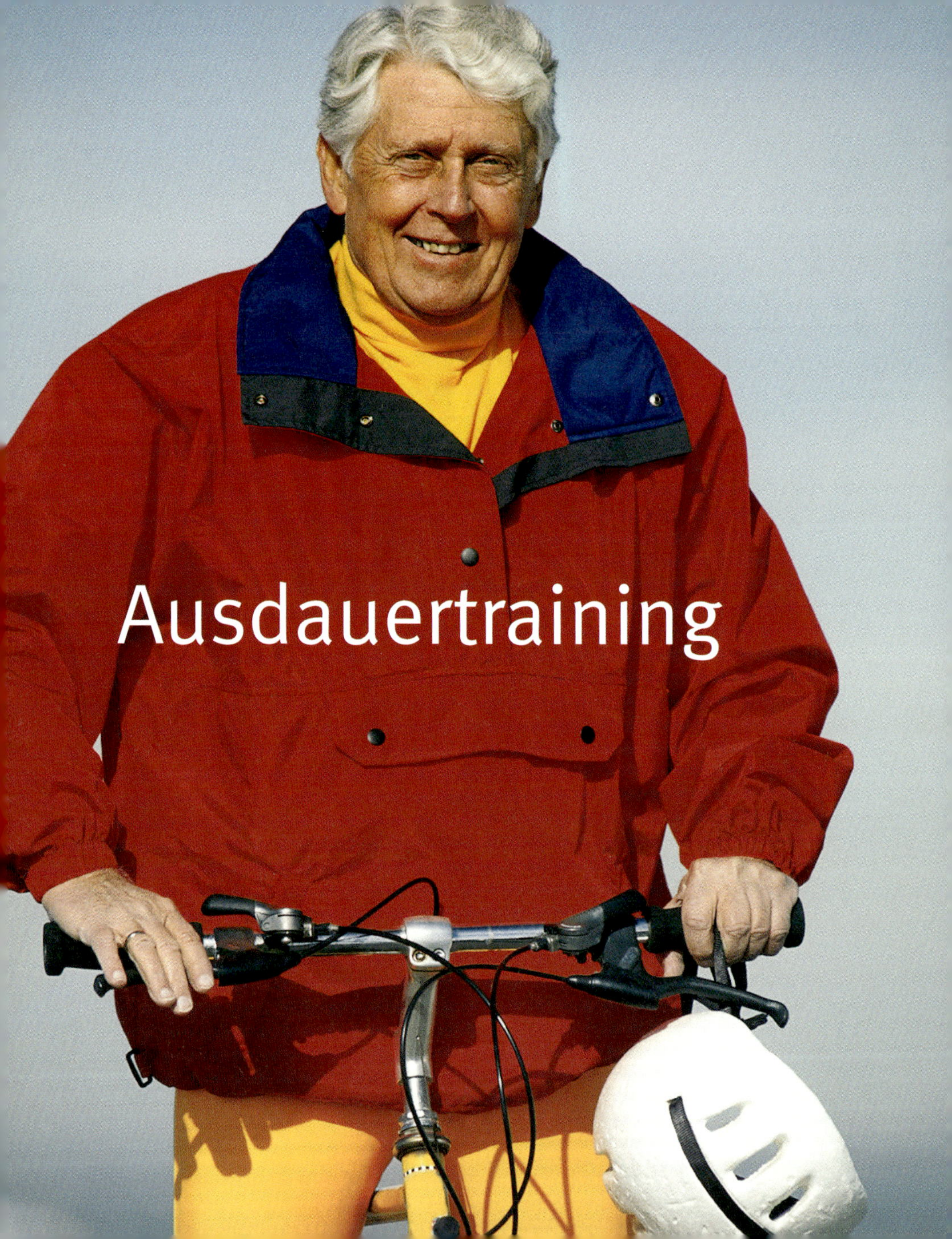

Sich spürbar belasten

Sie fragen sich vielleicht, warum Sie sich mit ihrer Erkrankung zusätzlich zum Krafttraining auch noch mit einem Ausdauertraining „belasten“ sollen. Keine Sorge, ein Ausdauertraining bedeutet nicht automatisch, einen Marathon zu laufen. Aber mehrere wissenschaftliche Studien belegen, dass neben einem Training der Kraft auch ein Training der Ausdauer eine wichtige Säule in der Therapie von Erkrankungen der Atmungsorgane darstellt. Deswegen folgt dieser Programmpunkt.

BEACHTE

Für Einsteiger

Bei Einsteigern sollte ein systematisches Ausdauertraining nur unter fachlicher Anleitung und einer vorausgegangenen eingehenden Belastungsuntersuchung durch den Facharzt stattfinden. Wir können Ihnen hier Tipps geben, wie Sie mehr „Ausdaueraktivitäten“ in ihren Alltag einbinden können und sich dabei richtig belasten.

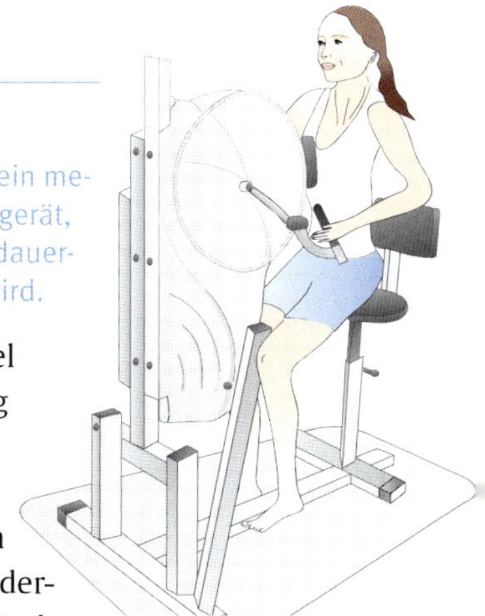

▶ Die Armkurbel ist ein medizinisches Therapiegerät, welches im Kraftausdauertraining eingesetzt wird.

Übergeordnetes Ziel einer Verbesserung der Ausdauer (in der Sportwissenschaft spricht man von Ermüdungswiderstandsfähigkeit) ist, den Alltag besser bewältigen zu können, die Infektanfälligkeit zu senken und Infektphasen besser zu überstehen.

Wenn Sie unter COPD leiden (beachte zu Asthma die Seite 67), ist ein aerobes Ausdauertraining mit niedrigen Belastungsintensitäten und über eine längere Belastungsdauer wesentlich besser, als eine hohe Belastungsintensität von kurzer Dauer.

Damit Ihre Leistung sich stabil entwickelt und Sie einer Verengung der Atemwege vorbeugen, sind aerobe Ausdauerbelastungen vorzuziehen. Eine aerobe

Ausdauertraining

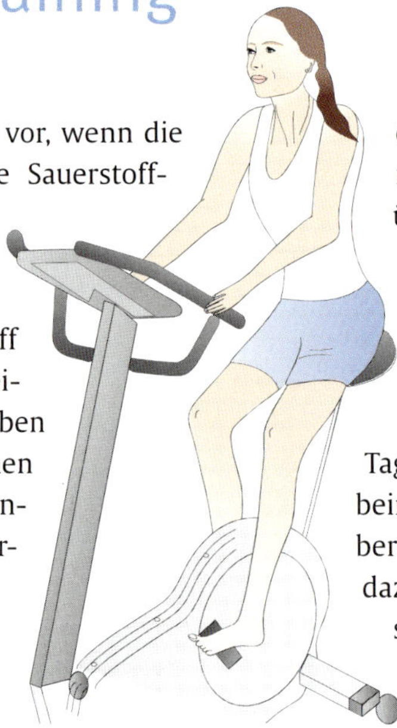

Ausdauerbelastung liegt vor, wenn die zur Verfügung stehende Sauerstoffmenge ausreichend ist, um den gesamten Energiebedarf unter Anwesenheit von Sauerstoff abzudecken. Erst nach einem längerfristigen aeroben Ausdauertraining, können intensivere Trainingseinheiten durchgeführt werden.

Wichtig: Das bedeutet für Sie, dass Sie versuchen sollten, sich mit einer niedrigen Intensität über eine längere Dauer zu belasten. Dabei gilt: Immer richtig belasten und dies auch regelmäßig kontrollieren. Das geschieht, indem Sie Ihre Tagesform einschätzen und beim Training auch wirklich berücksichtigen. Vergleiche dazu Seite 63, Belastungssteuerung (beispielsweise über die Borg-Skala).

Gerätetraining

Neben den bekannten Ausdauersportarten wie (Nordic)-Walking, Radfahren, Joggen, Langlaufen etc. lässt sich ein systematisches Ausdauertraining auch an medizinischen Trainingsgeräten, wie sie in Physiotherapiepraxen oder Kliniken üblich sind, durchführen. Die Vorteile eines solchen Gerätetrainings zum Training der Ausdauer spielen vor allem bei Erkrankungen der Atmungsorgane eine wichtige Rolle: Zum einen kann man die Belastung anhand der Geräte optimal steuern und auch kontrollieren, zum anderen ist das Training unabhängig von äußeren Bedingungen, wie Regen, Pollen, Kälte oder Hitze.

Tipps für die Praxis

Steigern Sie bewusst ihre täglichen Alltagsaktivitäten – werden Sie aktiv! Steigen Sie die Treppe hoch, anstatt den Aufzug zu benutzen, fahren Sie mit dem Fahrrad anstatt mit dem Auto, planen Sie täglich einen „forcierten“ Spaziergang von mindestens 20 Minuten ein usw.

Um Ihre Leistungsfähigkeit auch wirklich zu steigern, sollten Sie zusätzlich zu den genannten Alltagsaktivitäten 2- bis 3-mal wöchentlich ein systematisches Ausdauertraining von mehr als 30 Minuten betreiben. Die Belastungsparameter erhalten Sie nach einer Untersuchung vom Arzt; den Trainingsplan erstellt ihnen ein Therapeut.

Geeignete Sportarten um die Ausdauer zu trainineren sind: Radfahren, Walking, Nordic-Walking, Joggen, Langlaufen, Schwimmen.

Beachten Sie bitte die gesonderten Hinweise zu Asthma Seite 67.

Wichtig: Kontrollieren Sie ihre Belastung anhand der Herzfrequenz, Sauerstoffsättigung und vor allem über Ihre Selbsteinschätzung auf der Borg-Skala.

Bevor Sie mit der ersten Trainingseinheit beginnen, gehen Sie 6 Minuten in einem für Sie forcierten Tempo und messen und notieren die dabei die zurückgelegte Wegstrecke. Überprüfen Sie nach 4- bis 6-wöchigem regelmäßigen Training, ob Sie sich verbessert haben.

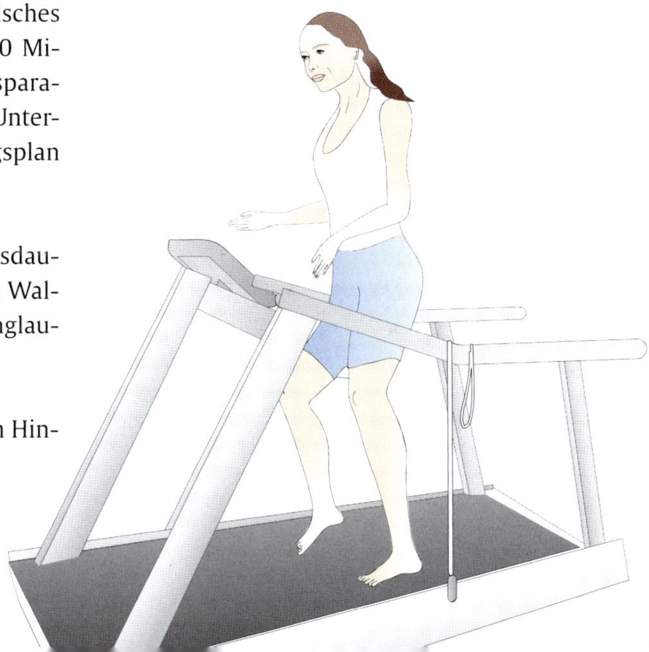

Ausdauertraining

Entspannung

Unsere Atmung ist ein Barometer von Stimmungsschwankungen: So lassen Angst, Nervosität und Unruhe die Atmung flach, hektisch und oberflächlich werden. In entspanntem Zustand dagegen wird sie vertieft, gleichmäßig und bewusst.

Bei den Krankheitsbildern Asthma, chronisch obstruktive Bronchitis und Lungenemphysem gibt es viele Gründe, die eine Entspannung verhindern: die durch erhöhte Atemarbeit dauerhaft verspannte Muskulatur, die Angst vor Atemnot, eine „falsche" Atemtechnik, Überblähung der Lunge, Haltungsprobleme etc.

Die Fähigkeit zu entspannen und neue Energien zu schöpfen, ist für jeden Menschen grundlegend. Für Betroffene mit Erkrankungen der Atmungsorgane ist dies umso wichtiger, da ein entspannter Zustand die Atmung positiv beeinflusst.

Wege zur Entspannung

Um sich zu entspannen gibt es mehrere gute Techniken. Die bekanntesten und traditionellsten Entspannungstechniken sind das autogene Training (AT) und die progressive Muskelrelaxation. Beide sind bei professioneller Anwendung sehr effektiv.

Die progressive Muskelentspannung wurde zum Abbau von Angst und Spannung entwickelt. Sie beruht auf einer systematischen An- und Entspannung verschiedener Muskelgruppen. So lassen sich Verspannungen beseitigen und eine Entspannung tritt ein.

Das Autogene Training (AT) ist ausschließlich eine Entspannungstechnik und weist daher keine „aktivierende Komponente" auf. Beim AT wird durch Übungsformeln die Umschaltung des Organismus in einen konzentrativen Entspannungszustand erlernt.

Alltagsaktivitäten

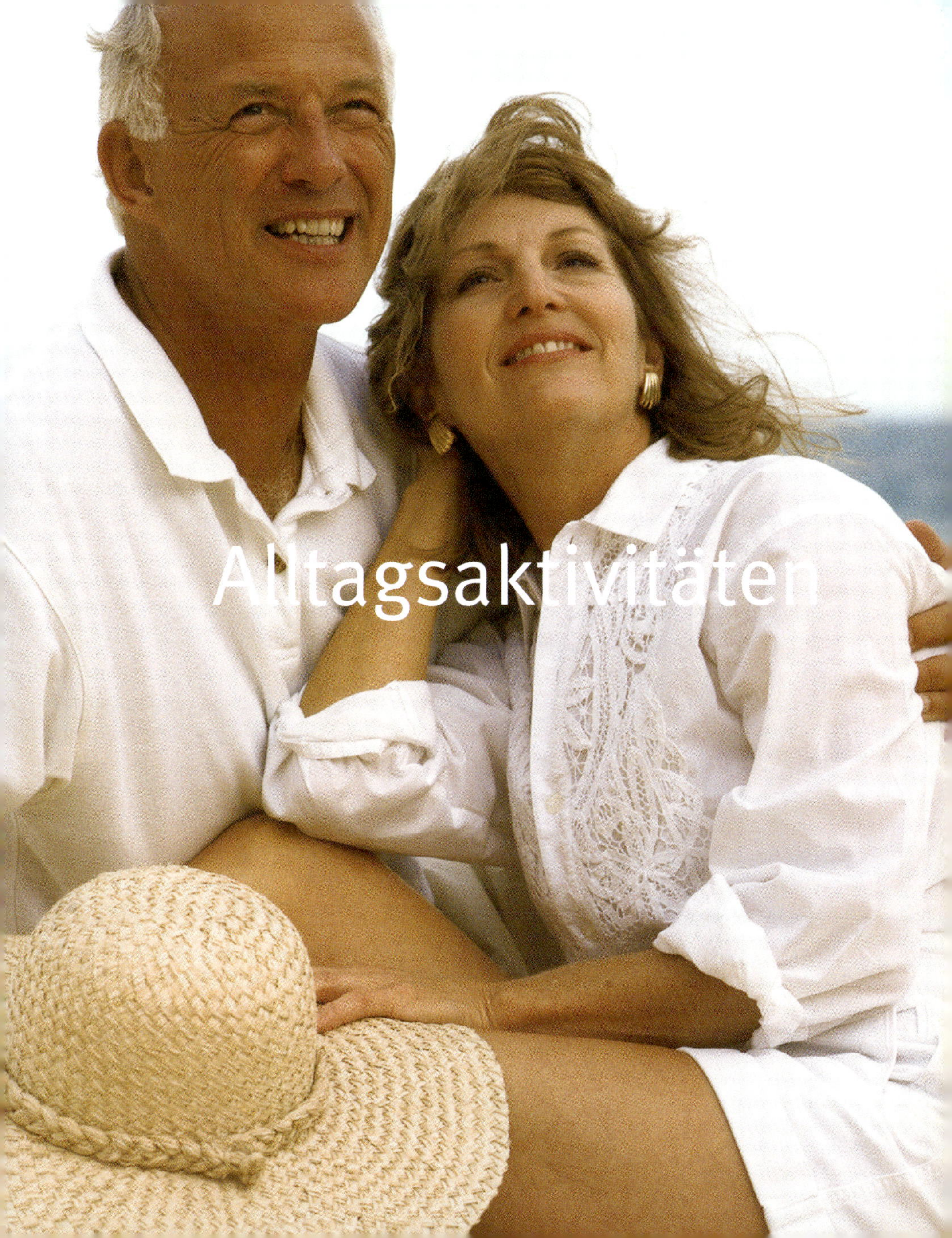

Alltagsaktivitäten

Aufstehen vom Sitz in den Stand

Achten Sie auch bei ihren Alltagsaktivitäten ganz bewusst auf ihre „Tagesform". Legen Sie ihre Verschnaufpausen nach Bedarf ein und überfordern Sie sich nicht!

Wenn Sie sich durch Bücken, Heben und Tragen belasten, denken Sie daran, dass Sie Ihre Atemtechniken konsequent anwenden und die Bewegungen mit ihrem Atemrhythmus koordinieren. Achten Sie außerdem auf ein rückengerechtes Alltagsverhalten.

Aufstehen

a. Rutschen Sie auf dem Stuhl nach vorne an die Kante:

- Sie sitzen in Schrittstellung auf dem Stuhl. Die Knie bilden eine Linie mit den Zehenspitzen, und die Hände sind auf den Oberschenkel des vorderen Beines gestützt, um das Aufstehen zu unterstützen.
- Denken Sie daran: Beim Aufstehen ausatmen!
- Neigen Sie den Oberkörper nach vorne, verlagern Sie dabei das Gewicht auf beide Füße und drücken Sie sich mit der Ausatmung nach oben in den Stand.
- Später können Sie das Aufstehen ohne Abstützen der Hände auf den Oberschenkel versuchen: Gehen Sie in die Rundrückenposition und führen Sie die Arme dabei nach hinten, atmen Sie ein, um dann mit der Ausatmung und dem Armschwung nach vorne aufzustehen.

b. Aufstehen mit Zusatzgewicht.

- Führen Sie die in a) beschriebene Übung mit einem Rucksack, den Sie unterschiedlich schwer beladen, durch.

Treppensteigen

Vielleicht kennen auch Sie das Problem: Häufig stellen Treppen für Menschen mit Erkrankungen der Atmungsorgane ein großes Problem dar. Hilfreich ist eine kräftige Beinmuskulatur, die Anwendung der Atemtechnik und ein angepasstes Gehtempo das an den Atemrhythmus angeglichen ist.

Für Patienten mit geringer Belastbarkeit

- Beginnen Sie zunächst mit dem Treppabwärtsgehen. Vorteil ist, dass die auftretende Atemnot deutlich geringer ausfällt als beim Aufwärtsgehen.
- Nachfolgend wird die Koordination von Atmung und Treppensteigen lediglich für das Aufwärtssteigen beschrieben; für das Abwärtssteigen gelten aber dieselben Regeln bezüglich Atemtechnik und Gehtempo.
- Setzen Sie Ihre „Verschnaufpausen" nach Bedarf ein, atmen Sie bei der Belastung aus und wählen Sie für sich ein angemessenes Tempo.
- Als Hilfestellung können Sie zum Steigen (zunächst) und auch zum Abstützen in der atemerleichternden Position das Treppengeländer benutzen.

Treppen aufsteigen

- Stellen Sie ein Bein auf die Treppenstufe, steigen Sie mit der Ausatmung über die Lippenbremse eine Stufe nach oben. Sie können bei Bedarf nach jeder Stufe eine Pause einlegen. Wichtig ist, Ihren Bewegungsrhythmus zu finden und diesen mit der Atmung zu koppeln.
- Haben Sie den richtigen Rhythmus von Bewegung und Atmung gefunden? Dann versuchen Sie mit der Aus-

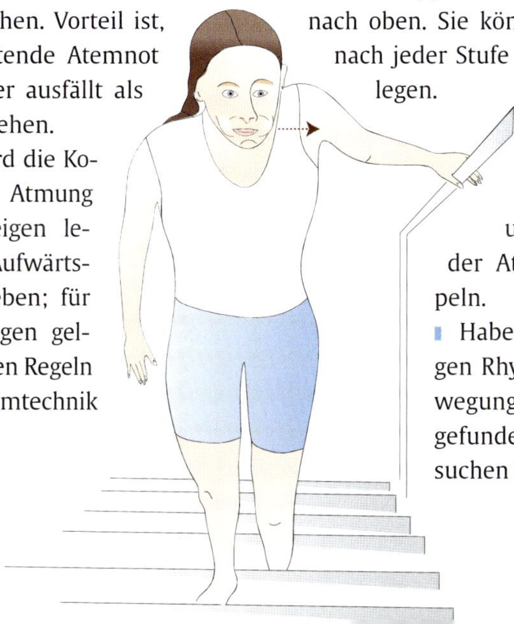

Alltagsaktivitäten

atmung mehrere Treppenstufen nach oben zu steigen.

- Steigen Sie jetzt sowohl mit der Einatmung als auch mit der Ausatmung die Treppen nach oben. Achten Sie jedoch darauf, mit der Ausatmung mindestens eine Treppenstufe mehr zu steigen!

Bücken, Heben, Tragen

Wenn Sie sich nach vorne beugen oder bücken, wird der Brustkorb eingeengt und so die Entfaltungsmöglichkeit der Lunge eingeschränkt. Achten Sie deshalb darauf, tiefes Bücken und nach vorne Beugen zu vermeiden, indem Sie zu Hilfestellungen (Hocker, verlängerter Schuhlöffel etc.) greifen.

Beim Bücken, Heben und Tragen ist es wichtig, die Wirbelsäule inklusive der Bandscheiben gleichmäßig zu belasten und die Bewegungen mit angepasster Atemtechnik auszuführen. Das bedeutet für Sie: Heben und Tragen Sie Gegenstände mit geradem Rücken, möglichst nah am Körper, und verteilen Sie die Lasten auf beide Arme. Ihr Atemrhythmus bestimmt dabei das Bewegungstempo!

Wichtig: Grundsätzlich gilt: heben und tragen Sie schwere Gegenstände nur, wenn ihre Rücken- und Beinmuskulatur für die Belastung trainiert ist.

Sprudelkiste anheben

- Stellen Sie sich in Grätschstellung so nah wie möglich an die Sprudelkiste. Gehen Sie mit der Ausatmung in die Kniebeuge, legen Sie die Hände an die Kiste und atmen Sie dabei ein. Drücken Sie sich mit der Beinkraft nach oben, atmen Sie dabei über die Lippen-

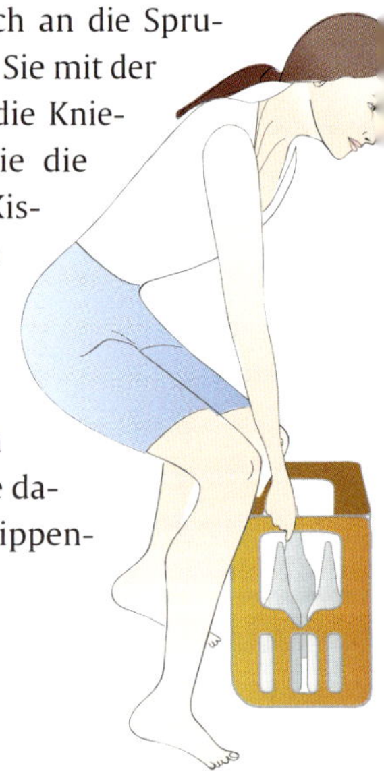

bremse aus und halten Sie das Gewicht eng am Körper.

- Beim Abstellen der Kiste atmen Sie ebenfalls über die Lippenbremse aus.
- Steigern Sie bei der Übung langsam das Gewicht, indem Sie die Kiste nach und nach beladen.

Gegenstand vom Boden aufheben

- Stellen Sie sich in Schrittstellung und lassen Sie sich mit der Ausatmung in den Kniestand absinken. Stützen Sie sich dabei mit den Händen auf dem vorderen Oberschenkel ab. Atmen Sie im Kniestand ein, bevor Sie den Oberkörper mit geradem Rücken nach vorne neigen und ausatmen.
- Drücken Sie sich zum Aufstehen in den Stand mit einer Hand auf dem Oberschenkel ab und atmen dabei aus.

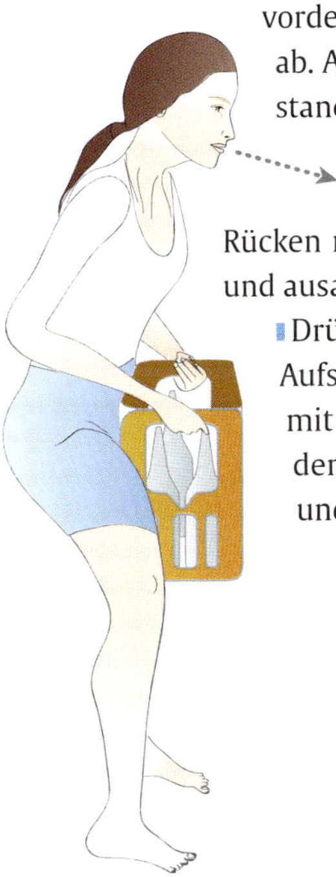

Schuhe binden mit Hocker

- Durch die Benutzung eines Hockers wird eine Brustkorb- und somit auch eine Zwerchfelleinengung vermindert.
- Stellen Sie den Fuß auf den Hocker und atmen dabei über die Lippenbremse aus.
- Stützen Sie eine Hand auf dem Oberschenkel ab und neigen Sie mit der Ausatmung den Oberkörper nach vorne. Atmen Sie beim Schuhe binden gleichmäßig ein und aus.
- Richten Sie den Oberkörper mit der Ausatmung auf.

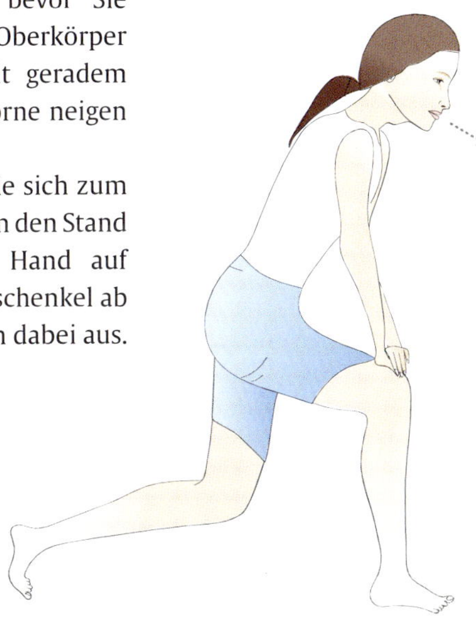

Anhang

Register

Adressen

Lungensport an der Klinik Schillerhöhe:
Klinik Schillerhöhe – Zentrum für Pneumologie und Thoraxchirurgie
Sonja Bissinger
Abteilung Physio- und Sporttherapie
Solitudestr. 18
70839 Gerlingen
Tel.: 07156/203 2801 oder 2452

Allgemeine Infos zu Lungensport finden Sie im Internet unter:
www. lungensport.org

Bibliografische Information
der Deutschen Bibliothek
Die Deutsche Bibliothek verzeichnet
diese Publikation in der Deutschen
Nationalbibliografie; detaillierte
bibliografische Daten sind im Internet
über http://dnd.ddb.de abrufbar

Umschlaggestaltung und Layout:
CYCLUS · Visuelle Kommunikation

Programmplanung: Uta Spieldiener
Lektorat: con:text; Thomas Kopal

Bildnachweis:
Umschlagfoto vorn und hinten: Corbis
Fotos im Innenteil: Archiv der Thieme Verlagsgruppe:

Zeichnungen: Thomas Weingand, Stuttgart

Gedruckt auf chlorfrei gebleichtem Papier

Satz: CYCLUS · Media Produktion
Druck: Westermann Druck Zwickau GmbH

ISBN 3-8304-3125-2 1 2 3 4 5 6

Wichtiger Hinweis

Wie jede Wissenschaft ist die Medizin ständigen Entwicklungen unterworfen, Forschung und klinische Erfahrung erweitern unsere Erkenntnisse, insbesondere was Behandlung und medikamentöse Therapie anbelangt. Soweit in diesem Werk eine Dosierung oder eine Applikation erwähnt wird, darf der Leser zwar darauf vertrauen, dass Autoren, Herausgeber und Verlag große Sorgfalt darauf verwandt haben, dass diese Angabe dem **Wissensstand bei Fertigstellung des Werkes** entspricht.
Für Angaben über Dosierungsanweisungen und Applikationsformen kann vom Verlag jedoch keine Gewähr übernommen werden. **Jeder Benutzer ist angehalten,** durch sorgfältige Prüfung der Beipackzettel der verwendeten Präparate und gegebenenfalls nach Konsultation eines Spezialisten festzustellen, ob die dort gegebene Empfehlung für Dosierungen oder die Beachtung von Kontraindikationen gegenüber der Angabe in diesem Buch abweicht. Eine solche Prüfung ist besonders wichtig bei selten verwendeten Präparaten oder solchen, die neu auf den Markt gebracht worden sind. **Jede Dosierung oder Anwendung erfolgt auf eigene Gefahr des Benutzers.** Autoren und Verlag appellieren an jeden Benutzer, ihm etwa auffallende Ungenauigkeiten dem Verlag mitzuteilen.

UNSER LESER-SERVICE FÜR SIE

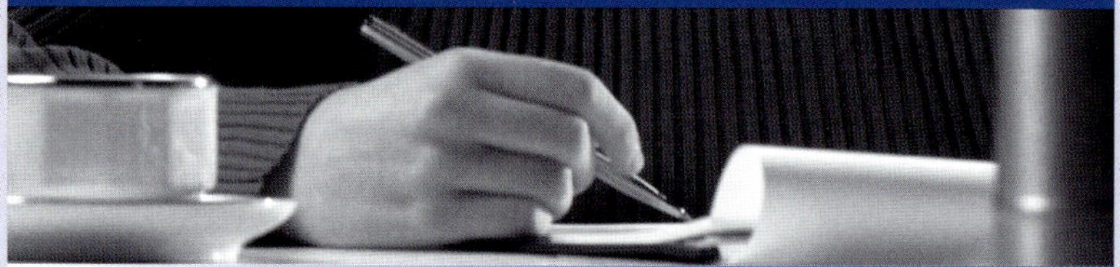

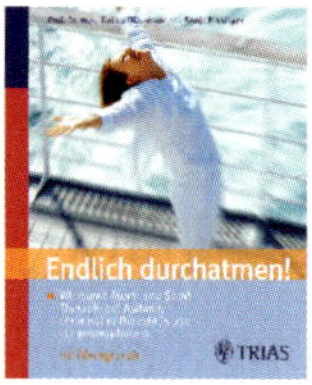

Liebe Leserin, lieber Leser,

wir freuen uns, dass wir Ihnen mit diesem Buch weiterhelfen konnten. Fragen zum Inhalt dieses Buches leiten wir gern an die Autorin oder den Autor weiter.

Auch Anregungen und Fragen zu unserem Programm wie auch Ihre Kritik sind uns herzlich willkommen!

Denn: **Ihre Meinung zählt.**
Deshalb zögern Sie nicht – schreiben Sie uns!

Ihre

Uta Spieldiener

- Adresse: Lektorat TRIAS Verlag
Postfach 30 05 04
70445 Stuttgart
- E-Mail Leserservice: heike.bacher@medizinverlage.de
- Fax: 0711-8931-748